スタッフ主導で目指す

宇宙一の予防歯科

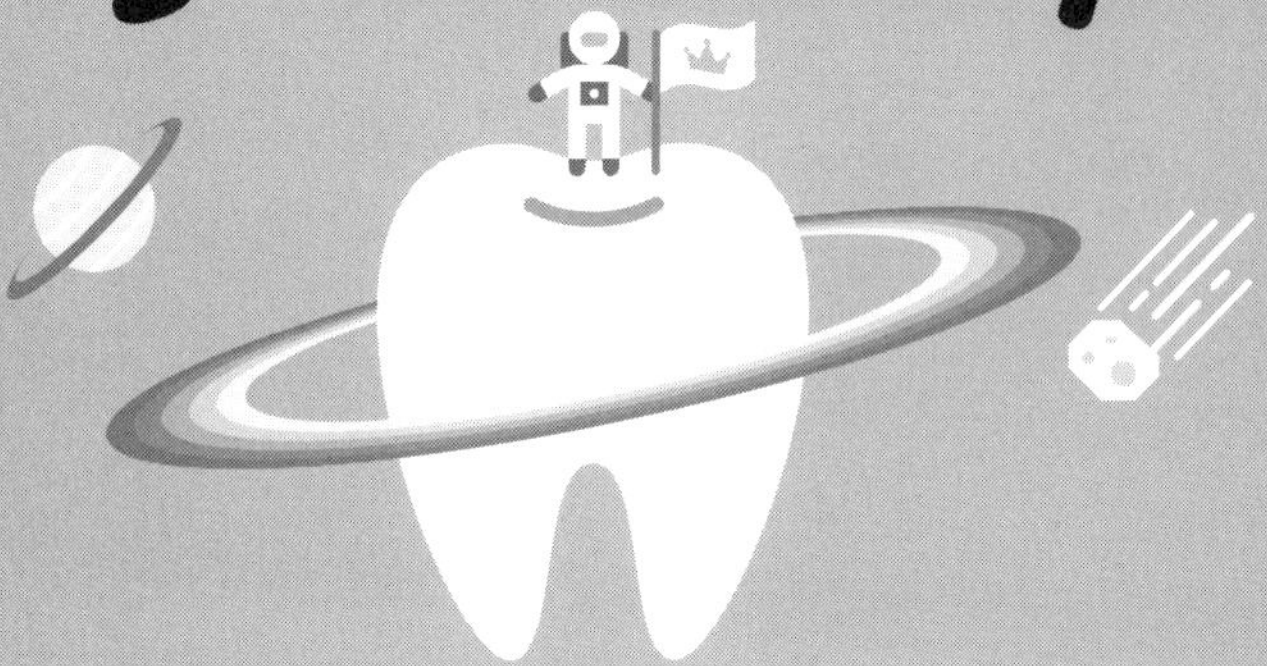

村瀬千明
Chiaki Murase

prologue

はじめまして、医療法人千友会・理事の村瀬千明と申します。現在、私は千葉県に4つのクリニックを構え、総勢100名のスタッフとともに、日々、患者さんの診療にあたっています。その中で収益の約32％を占めるのが、定期検診をはじめとする「予防歯科治療」なのです。

本書では、なぜ私が予防歯科を導入するに至ったのか、予防歯科を導入するメリット、さらには予防歯科を行っていくうえで欠かせないスタッフの教育、コミュニケーションの取り方などをお伝えしていきます。

さて、具体的な話に移る前に、少しだけ私のこれまでの経緯をご紹介させてください。

歯科医への道

私は歯科大を卒業後、都内の医療法人に歯科医師として就職しました。私が歯科医師になった当時は、まだ国家試験の発表が4月にある時代。そのため、4月に就職した直後は、先生の横について唾液のバキュームをしたり、器具を用意したりといったアシスタント業務からスタートしました。

しかも、当時は就業環境が整っていない時代でもありました。そのため、院長先生からは「6月からは歩合制だからね」なんて言われていたのです。「唾液を吸ったり、先生の横についたりしかしてないのに、歩合制なんて……お給料もらえるの……?」という不安もありました。

さらに先輩の先生からは、「この前の日曜日、セミナーに行って勉強してきたよ。もちろん自腹で」なんて話まで聞いていたのです。「月給13万円の中から高額なセミナーに参加しなきゃいけないの……?　どうやって費用を捻出しよう」「私立大学に行かせてもらった親にはこれ以上頼れない。お金を稼ぐって大変だな」と、新人の私は途方に暮れていたのです。

歯科医師に合格してすぐ妊娠が発覚

勤務にも少しだけ慣れた5月、国家試験の合格通知を受け取りました。「ああ、よかった。これからは医師としてバリバリ働くぞ」と思っていた矢先のこと、妊娠が発覚しました。

まだ社会に出て歯科医師として一歩を踏み出してない時期の、まさかの妊娠発覚。「どうしよう」という気持ちでいっぱいで長男には申し訳なかったのですが、泣きたい気持ちとこの先の不安とが一気に押し寄せてきたことを覚えています。

でも、泣いていても仕方がない。家族と相談して、いろいろ決めていくことにしました。

まずは今の仕事のこと。都内まで片道2時間、コロナ前はかなりの満員電車に揺られたのですが、つわりもひどく、体調も悪かったのできびきびと動けないこともままありましたが、駅に着いたとき一斉に人が降り始め、足元も見えないまま押し出されてしまいました。ちょうどホームと電車に隙間が大きい場所で、その隙間に落ちてハマってしまったのです。

そんなとき、私を引っ張り上げ助けてくれたのは、同じ女性の方々でした。女性は強い、そして優しい……。心がぽっと明るくなったことを覚えています。

がんばって通っていましたが、通勤に4時間、結婚もしていない。つわりもあるし、将来が不安になり、泣く泣く退職することにしました。退職すると気持ちが少しラクになり、「まずは結婚、そして出産をしてから歯科医師人生をやり直そう」という意欲も湧いてきたのです。

20代後半、歯科医師になって体力もやる気も満ち溢れている時代に家でゴロゴロして、ドラマの再放送を見る日々。だけど、これも私の選んだ道と割り切り、出産に向けて準備を整えていきました。

出産してからの怒涛の日々。だけどこれが私の生きる道

翌年1月に長男を出産。可愛くて可愛くて、この子のためにがんばろう！という気持ちが日増しに高まっていきました。ところが、またしても壁が立ちはだかります。夫が「大学院生だと保育園に入れない」というのです。

それで母親が見てくれることになり、それでも無理なところは一時保育を使いながら、しかし普段親と過ごす時間が長いと、たまの一時保育でものすごく泣くんです。

当時の一時保育は夕方まで泣き続けるのでお断りされました。結局、私の親の負担が重く、いくら可愛い孫でもやはり疲れるので、しばしば親と衝突しながら、なんとか3歳になる幼稚園の入学まで乗り切りました。

当時お金もなく本当に困った時代に、保育園には夫婦ともに正社員で勤務していることが条件で、一方で母子家庭や生活保護のほうが優先的に預けられるとい

う社会の理不尽さに直面する出来事でした。

この時の苦労があるので大概のスタッフの苦労はよく理解できます。スタッフの甘えを見抜く力も、苦労した分、人一倍研ぎ澄まされたのも確かです。

育児と仕事を周りの助けでこなせるようになった頃、子どもの幼児教室で矯正医の先生に出会いました。「そういえば私、矯正を勉強したいと思っていたな……」と自分の心の声に気づいたのです。

卒業後すぐには事情があり矯正歯科への道を断念し、また妊娠・出産などの日々の忙しさがあり自分のことを後回しにする生活を送っていましたが、次の目標が湧いてきました。

矯正をやっぱり勉強したい。そう思って、母や夫に自分の気持ちを話し、矯正歯科専門専修コースを受験することにしたのです。

その後、矯正歯科専門専修科コースに無事合格。2009年、私が30歳のときに、念願だった矯正歯科の勉強をスタートすることができたのです。

入学してみると、同じような志を持って勉強する仲間に出会うことができました。特に女性の先生が多かったこともあり、「私も子どもが小さかった頃、ベビーシッターを使いながらがんばってきたのよ」「私は母親が近くに越してきてくれて、子どもを見てもらいながら勉強してるよ」なんて話を聞くこともありました。

「みんな、それぞれの環境で乗り越えているんだな」という勇気をいただきました。与えられた仕事をこなし、ともに学ぶ仲間との日々から今の自分がつくられている気がします。大変でしたが、人生の糧になっています。

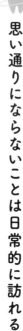

思い通りにならないことは日常的に訪れる

ここまで読んでくださった方の中には、「村瀬の人生は割と波乱万丈なんだな」と思われた方もいらっしゃるかもしれません。しかし、「思い通りにいかないもんだな」と痛感するのは、実はこの後なのです。

大学での勉強とアルバイトを続けながら、念願だったクリニック開業が見えてきました。夫が半年後に開業するため退職する旨をアルバイト先の院長に伝えたら、その日でクビを切られた経験もあり、ご飯を食べるお金もなく苦しい時代でした。

そして、夫や友人とともに2011年、千葉県市原市にむらせ歯科医院を開業する運びになりました。「これまで積み上げてきた経験や知識を患者さんのために役立てるぞ」と準備もほぼほぼ終わり、オープン直前のことです。あの東日本大震災が起きました。

当時、私はまだ大学病院に所属していました。忘れもしない、患者さんのワイヤーの結紮《けっさつ》をしている際にグラグラッと揺れたかと思うと、ドーンという大きな揺れが病院全体を襲いました。

私がいた稲毛の大学病院は埋立て地のため、液状化が進み、車が浸水被害に遭った先生もいました。東北とは比べものにもなりませんが、市原市にある京葉工業地帯も揺れのため工場が爆発。高速道路がすべて閉鎖されて消火活動に当たるなど、地震の余波はその後も続いたのです。

家までの帰り道はいつもなら1時間半ほどですが、その日は6時間かかりました。ガソリンはなくなり、車を走らせることもできない日々が続きました。

次第に明らかになる地震被害の様子。余震も続き、さらには計画停電実施により、電気が消えることもありました。

「このまま開業しても大丈夫なんだろうか……」

そんな不安が何度もよぎりましたが、「ここまで準備してきたものを形にしたい。借金の返済も始まるし、スタッフの給料も払わなきゃいけないし」と、震災から20日後、予定通りクリニックを開業することにしました。

「予想外のことは常に起こりうるんだ」

この震災を経験した私は、「予想外の出来事は常に起こるのが普通、ただ地道に前に進み続けるのみ」という信念が生まれました。その後、分院を開院すると決め、進めていったのです。

2019年には二度にわたって千葉県を大型の台風が接近。ゴルフ場のネットが倒れ、近隣の住宅を直撃してしまい大きな被害が出たのは、皆さんも記憶にあると思います。

二度目の台風のときは、茂原の診療所の周りの川が浸水。スタッフの車も浸水被害に遭ったり停電したりなど、体力的にも精神的にもつらい思いをしました。

「なんとか乗り切った」とほっとしたのも束の間、2020年には新型コロナウイルスの感染拡大が始まりました。非常事態宣言、蔓延防止法、外出規制……これまで体験したことないことばかりがどんどん起きました。

当時は本当に大変でした。なにせマスクも手袋も足りなくなってしまい、最初の頃は使ったモノを再度洗って干してなんてことをしていたからです。先の見えない不安と戦いながら診療を続けました。

こうやって時系列で見ていくと、つくづく「人生って思い通りにならない」ことを再認識させられます。しかし、それこそが「日常」なんだとも、私は強く感じるようになりました。こうした経験から「焦らず、目標を見失わず、少しずつでも前に進もう」と日々思っています。

スーパーの近くに歯科医院をオープン。4つの歯科医院経営で笑いと喜びも4倍

2011年に開業し、2012年、矯正専修課程修了とともに医療法人社団千友会設立。そして2013年、私は日本矯正歯科学会認定医となりました。おかげさまで本院の業績も右肩上がりを続け、次の開院の目途も立ってきました。

そのとき、決めていたことがあります。それは「スーパーの近くに歯科医院をつくる」ということでした。

震災や台風を経験した私は、「歯科医院の近くにスーパーマーケットがあることで、スタッフたちの生活を守れる」と感じたのです。

また、スーパーが医院の近くにあれば、女性はそのまま買い物をして帰宅できます。職住近接で、「スタッフの生活に負担をかけたくない」という思いがありました。

何軒か回った際、スーパーの一角のテナントに入れる物件を探すことができました。少し狭いのですが、その分、駐車場が広い点が気に入り、2015年3月、千葉県茂原市に分院「ライフガーデン茂原歯科」をオープンしました。

このポリシーは3院目、4院目にも適用し、2021年4月「幕張歯科・矯正歯科」はイオンタウンの中に開業。続く2023年4月に「イオンスタイル千葉みなと歯科・矯正歯科」は、その名の通り、イオンスタイルの中に開業しました。

12年の間に4院を開業してきましたが、その中でも私が主に関わったのは市原の本院と茂原の分院が中心です。軌道に乗せるまで私が動いたことで、3院目と4院目は、私が育てたドクターたちが自ら動いて医院を運営してくれています。

幕張と千葉市の開院にあたり、私が気をつけたことは「現場の運営にあれこれ口を出さないこと」です。現場のドクターやスタッフたちで仕組みや空気感をつくってもらいたい。

また、私がマイクロマネジメントしても、自分ありきではうまくいかないでしょう。もちろん、何かトラブルがあったり困ったことがあったりすればすぐに聞ける体制ですし、矯正の患者さんがいらっしゃるときは矯正医として、対応します。が、そのほかはほとんどお任せです。

それがよかったのでしょう。どちらの医院もおかげさまで順調に患者さんも売上も増え続けています。市原の本院はチェア2台から医院を始め、その後すぐに4台にチェアを増設。それでも足りなくなり、増築してチェアを導入。あれよあ

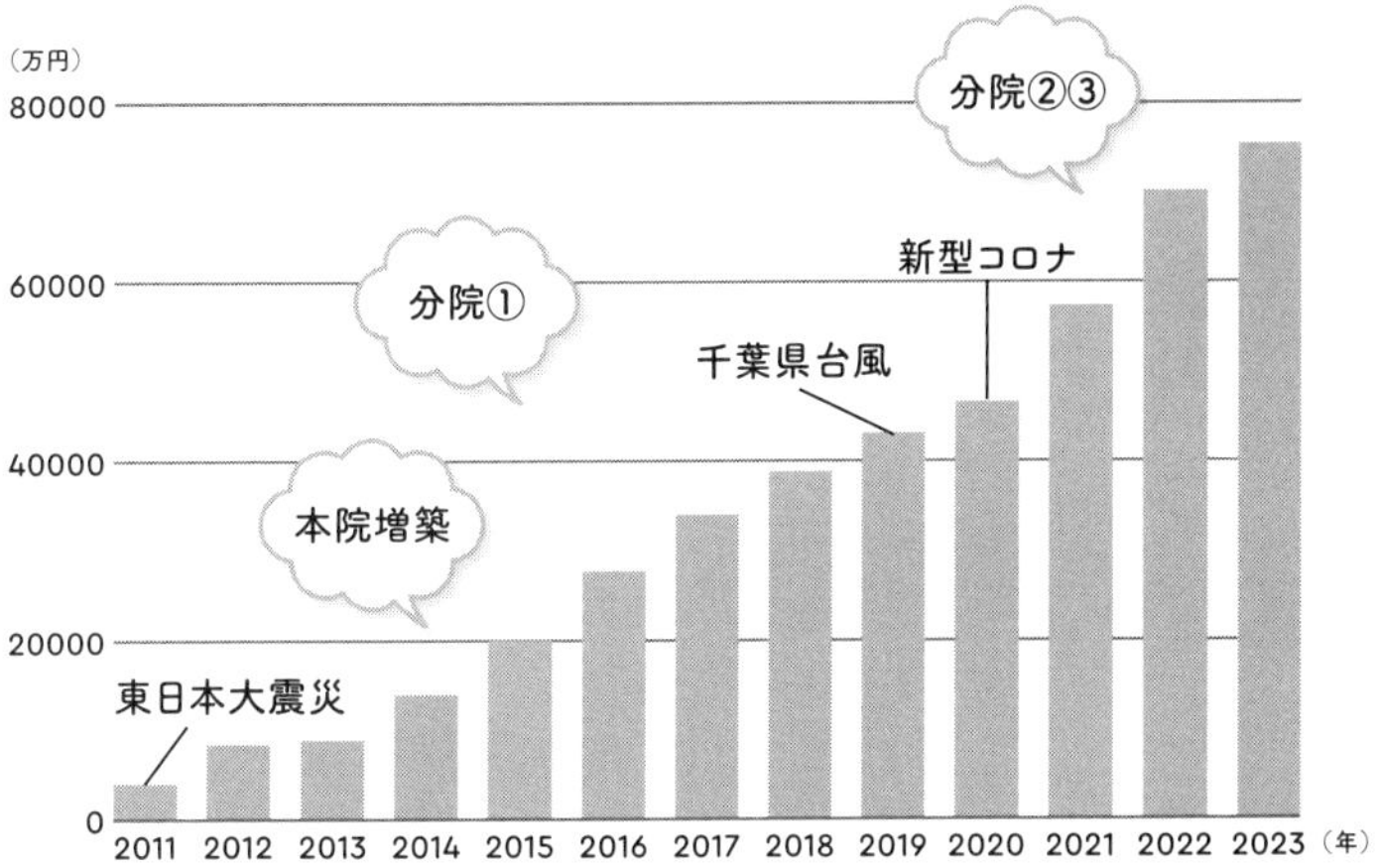

れよという間に患者さんでいっぱいになり、分院をオープン。

無我夢中で走り抜けてきましたが、分院を開業してしばらくすると収支のバランスがよくなり、福利厚生も充実できるようになってきました。

その後、予防歯科治療を導入してから、徐々に収入も安定しました。3院目を出す頃は組織の仕組み化も運営のノウハウも完成形に近いものになり、ホワイトな企業に近づき、自信を持って紹介できる医院となりました。

2023年は売上7億6000万円

まで伸長。その内訳は、本院45%、茂原23%、千葉15%、幕張13%という構成です。今後、売上高はさらに伸びていく予定です。

開業時6人だったスタッフは、現在70名を超える大所帯となりました。日々大変なこともあります。しかし、医院の数だけ笑いと喜びもまたたしかに増えました。そのことを今痛感しています。

歯科医業界の現状と予防歯科の重要性

私が医師になり開業するまで、また開業後のお話をさせていただきましたが、やはり大きな転機になったのが「予防歯科の導入」です。

導入前は当然「治療中心の医療」であり、ドクターが診療も経営も両方フルパワーで見なければならない、そんな状況でした。後に具体的にお話しますが、それが続き、とうとう医院の運営が危うくなって立ち行かなくなってしまったのです。

「これでは、スタッフも患者さんも不幸にしてしまう……」

どうすればいいのだろうと悩み導き出したのが、「予防歯科中心の医療」でした。そう決めたことでいい意味で肩の力が抜けたのか、「周りのスタッフに任せる」ことができるようになりました。

また、予防歯科を進めていけば進めていくほど、本当に患者さんが求めているのは「予防治療だったのだ」と気づいたのです。実際、私たちが幼かった頃と比べ、子どもも大人も、むし歯になる人はグンと減っています。つまり、それだけ「治療」を求めてくる人も減っている、ということです。そうなれば、おのずと「悪くしない」医療を徹底させていくことが、歯医者の本来の姿に移り変わっていきます。

おそらく本書を読んでくださっている皆さまも、それは十二分に理解していらっしゃると思います。「だけど、予防歯科が浸透しない」「スタッフの理解が得られない」というところで悩まれていらっしゃるのではないでしょうか。

それに対する答えはただ一つ、「スタッフが活躍できる組織づくりをすること」に尽きます。スタッフが活躍できる環境を整えていけば、予防歯科が運用できるようになります。そうすれば、スタッフは「やりがいと患者さんからの感謝」を、そして患者さんは「歯の健康」を手にすることができます。

こうしたサイクルができれば、スタッフの仕事に対する満足度も患者さんの満足度も上がり、自然と経営も安定するのです。予防歯科を実現するには、なによりスタッフの活躍が欠かせません。その主役は「女性」です。そのため、女性スタッフがどうすれば活躍するかにもお伝えしていきます。

女性スタッフが輝く体制の重要性

私がなぜこれほどまでに女性スタッフの活躍を大事にしているのか。それは私の実体験が大きく影響しています。

働き方や子育てに関する「女性が働く環境はまだまだ整備されていない」という現状の中で私は出産・子育て、そして仕事を経験してきました。今から約10年前、茂原に分院を出すのと時を同じくして、私は長女を出産しました。長男を出産したときとは変わり、今度は経営者として出産を経験したのです。

そこで直面したのが、「経営者には産休・育休がない」ということでした。考えてみれば会社と雇用契約を結んでいるわけではありませんから当たり前なのですが、このときばかりは「経営者が子どもを産むという前提で制度がつくられていないんだ」「社会って冷たいんだな……」と痛切に感じました。

しかし、そうぼやいていても社会が変わってくれるわけではありません。そのため、私は出産する1週間前まで歯科医院に立ち、出産して2週間後に復帰しました。

これればかりは長女と、支えてくれる周りの方々、両親に感謝しかありませんでえした。もちろん私だけではなく、今、社会で働いている女性のほとんどが、子育てや家庭との両立、あるいは介護などの両立でがんばっていると思います。それは当院の女性たちも例外ではありません。それでいて、ひとたび仕事を任せれば、一生懸命やってくれる——当院の規模がここまで拡大したのは、間違いなく女性スタッフたちの活躍に他なりません。

「未婚・既婚にかかわらず、女性がパフォーマンスを発揮できるクリニックにしたい」その気持ちが大きくなり、少しずつ制度を整えてきました。結果、今では多くの女性が活躍してくれています。おそらく、本書を読んでくださっている皆さまもスタッフの可能性を引き出してあげることが重要だとわかっていると思います。しかし、それがなかなか難しいのもたしかです。

そこで本書では、予防歯科の重要性のほか、女性スタッフの採用と定着させるノウハウ、さらにはマネジメント方法もお伝えしていきます。

ちなみに、当院の認知拡大をはかろうとＴｉｋＴｏｋに力を入れています。

その中でアンチコメントをたくさんいただきます。そういった皆さんからは、当院の方針は「ウザい」と思われているのでしょう。しかし、だからこそ普通の医院とは違うのだとも感じています。他院とはっきり違うくらい露骨にやってるからいいいんだ、とも思っています。

さて、本書を読み終わり、実践していただければ、

● 3か月先まで予約が埋まる
● 気の合う患者さまを選べて、ストレスの少ない診療ができる
● 好きなときに好きなセミナーに出かけられる
● 勤務医ハンターを続けなくても運営がまわるようになる
● 心に余裕ができ、患者さまと心を通わせるような診療ができ患者満足度が上がる
● やる気に溢れた活気ある職場になる
● スタッフが定着。医院全体が同じ目標に向かって努力するようになる

ことが可能になります。

「本当にそうなるの？」と思った皆さん！　まずは気軽な気持ちで読み進めていただければと思います。私たちはスタッフとともに日々患者さんの診療にあたっています。その中で月のレセプト枚数の約56％を占めるのが、定期検診をはじめとした「予防歯科治療」なのです。

本書では、なぜ私が予防歯科を導入するに至ったのか、予防歯科を導入するメリット、さらには予防歯科を行っていくうえで欠かせないスタッフの教育、コミュニケーションの取り方などをお伝えしていきます。

スタッフ主導で目指す宇宙一の予防歯科

contents

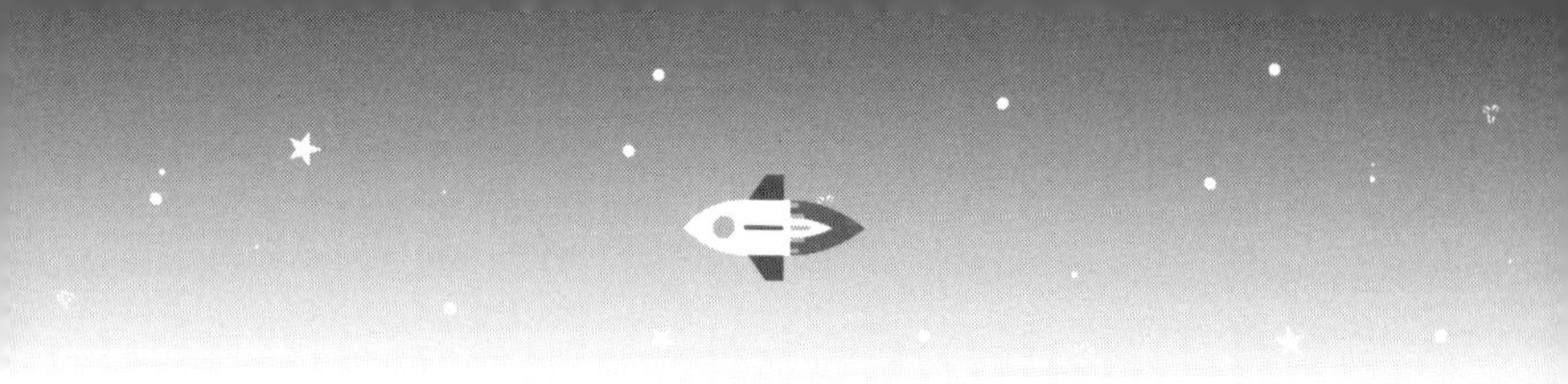

第2章 「宇宙一の予防歯科」で幸せになる！ —— 051

第3章 予防歯科を成功させる「はじめの一歩」――097

第1章

「宇宙一の予防歯科」との出会い

今でこそ私たちは「宇宙一の予防歯科」というコンセプトのもと診療を行っていますが、この境地に至るまでは、多くの挫折と苦労がありました。

そこで本章では、予防歯科に至るまでの経緯をお話ししてみようと思います。

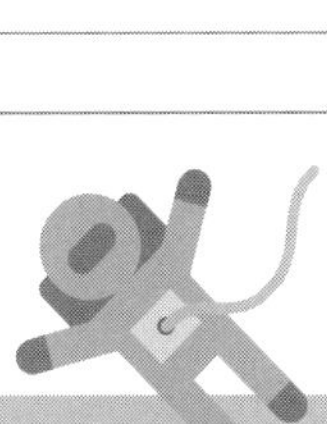

ドクターが確保できた頃は治療中心で、ただ何となく運営していた

茂原に分院を出した頃、私は長女を出産し、育児と仕事に追われながら産後6か月たった頃です。ドクター・スタッフは20人を超え、活気に満ちていました。それから約3年は、業績も人手も順調に右肩上がりに増えていたのです。

しかし、良くないことは次々と起こるもの。最初に勤務してくれたドクターご夫婦の退職に伴い、他のドクターも同時期にバタバタと辞めてしまう事態が起こりました。

常勤7名態勢だったのが急に3名になり、その後もう1名の先生も体調が悪くなって出勤が減り、あれよあれよという間に実質7名からドクター2名態勢になってしまったのです。こんな事態、いったい誰が予想したでしょうか。「この態勢で、患者さんを今まで通り診ることは難しい」、それは誰の目から見ても明ら

かでした。

歯科医師、衛生士不足。求人を出しても集まらない

さまざまな問題は山積していましたが、とにかく直近の課題は「患者さんに同じクオリティで医療を提供できるかどうか」でした。

いつもプラス思考で「なんとかする」の私でさえも、このときばかりはこたえました。しかし、患者さんは待ってはくれません。そこからの私は週7日働き詰めの日々に突入しました。とにかく体力的にも精神的にも余裕がなく、目は血走り、まぶたのピクピクも止まらなかった覚えがあります。

さらに余裕がないから、人の粗も常に目につきます。1秒でも無駄にする人がいたら腹が立ってしようがない。よく言えば研ぎ澄まされ、悪く言えばキレやすい状態でした。病院にこそかかりませんでしたが、おそらくうつ状態だったんだ

ろうと思います。

求人募集も積極的に行いました。しかし、なかなか応募がこない。

あろうことか、来る日も来る日も歯を削ってお金にする……。歯科医ってなんて仕事なんだろうと、大好きだった仕事がどんどん嫌いになっていくのです。そのことも、そう思う自分にも、イライラと悲しさがごちゃまぜになっていました。

そしてある時、思ったのです。「募集を出してもドクターがすぐに入ってくるわけはない。かといって、このまま来るともわからないドクターを待っていることはできない」。それなら、「歯科医師免許が必要ない業務はすべてスタッフに任せよう」という決断に至ったのです。

スタッフ力で補うことに方向転換

「治療周りのことで医師免許が必要なものは、当然ドクターが行う。ただし、それ以外の患者さんの対応などはすべてスタッフに任せてみよう」

そのことだけを決め、スタッフ全員にありのままをお伝えしました。

「人手不足の今、これまでと同じ診療スタイルではできない。3人で診ていた患者さんたちを1人で診なくてはいけなくなったから、免許なしでできる部分は全部お願いします」

必死さと私の現状を理解していたスタッフたちは「一緒にがんばろう」と言ってくれました。

この時期から初診コンサル、補綴《ほてつ》コンサル、根治コンサル、抜歯コンサル、セカンドコンサルなど、それぞれ患者さんにお伝えするコンサルティングが確立しました。これらをまずドクターからではなく、すべてスタッフさんにお願いすることにしました。

ドクターが患者さんのもとに行き、挨拶とざっくりとした説明を行った後、治療を行います。その後、「詳しいことはもう一度スタッフからお話ししますので、何かわからないことがありましたら聞いてくださいね」と言って、スタッフさんにバトンタッチする。その空いた時間で、ドクターは次の患者さんのもとへ急行する。

「こんなやり方で、果たしてうまくいくんだろうか……」と最初のうちは心配していましたが、スタッフさんたちは毎日現場でドクターの話を聞いていたのでドクターと同じ話ができるようになり、徐々に適切な対応をしてくれるようになっていきました。

この方法をとった結果、効率的に同時進行で患者さまを診ることができるようになり、しかも患者さんの満足度はむしろ向上していったのです。

ドクター中心の診療スタイルからスタッフ中心の診療スタイルへ

いわば「ドクター中心の診療スタイル」から「スタッフ中心の診療スタイル」に変わっていったわけですが、スタッフさんたちにお任せすればするほど、私の負担はみるみる減っていきました。

むしろ大変だったのは「勤務ドクター側の意識改革」でした。もともとまじめで責任感が強いため、ドクターは「患者さんにきちんと治療方針や内容を説明したい」と思っています。これまで、まだ人員に余裕があったときは、丁寧な説明を行う先生もいれば、ささっと終わらせる先生もいました。つまり、ドクターの裁量に任せていたのです。

しかし、人手不足の今、そうも言っていられません。先生方にはまず治療に専念していただかなければならないからです。

しかも、患者さん対応へのばらつきは、クレームにもつながると感じていました。

「A先生は患者さんへの説明に30分かけてくれたのに、B先生は10分しかかけてくれない。雑だった」と思われてしまっては、医院の方針に合わせて迅速に処置をしてくれているB先生がそんなふうに思われてはいけません。足並みを揃えるためにも今一度、ドクターたちにこうお伝えしました。

「患者さんへの熱い気持ちはわかるのですが、今後、組織の統一をはかるためにも、説明はスタッフさんたちに任せてください」

といっても、浸透するのにはしばらくかかりました。考えてみれば、「患者さんへの説明責任を果たす」といって治療にのぞんでいた先生たちばかりです。それをいきなり「スタッフさんたちがやります」といっても、「それならラクでいいや」とは思わないでしょう。

時には心を鬼にして「申し訳ないのですが、先生が説明をすることによって、他の先生たちの迷惑になってしまいます。少ない人数で患者さんを診るためにも、どうかご協力ください」と言ったこともあります。

そうやって方針を定めた結果、「村瀬先生のやり方とは合わない」というドクターを失うこともありましたが、結果としてドクターの負担を最小限にして運営ができるようになりました。

私自身、スタッフたちに患者さんたちの対応を頼んで本当に大丈夫なのか。負担に思って、今度はスタッフたちが辞めるのではないか……。そんな思いはぬぐい切れずにいました。

しかし、その心配は杞憂に終わりました。「任せる」ことで、スタッフ自ら考えて動いてくれる。しかもそれを「全員で行う」。そんな環境に変わっていったのです。これが、スタッフ主導型医院運営の真の始まりでした。

「予防歯科」との出会い

「背に腹は代えられない」という切羽詰まった状態で始まったスタッフ中心の診療スタイルでしたが、優秀なスタッフたちのおかげで、私の中に「限りなく少ないドクターでもこんなにうまくいくんだ」という気持ちが芽生えるようになりました。

と同時に、将来独立して卒業していくかもしれない勤務ドクターに医院の未来を託しすぎるのもやめよう、という境地に至りました。

もちろん、今活躍している勤務ドクターたちはありがたい存在で、できればずっと一緒に働きたいですが、未来のことは誰にもわかりません。

「いつかいなくなってしまうかもしれないドクター」に比重を置きすぎるのではなく、地元でがんばるスタッフ中心の組織づくりにしよう、と心が決まったのです。

ようやく組織が安定してきた、そんな時です。

私たちはハワイに技工所を持っており、コロナ前はそこで年2回セミナーを開催していました。コロナが明けた今はセミナーをまた復活させているのですが、当時セミナーでとても有意義な出会いがありました。

ハワイセミナーとは平日に1週間ほど開催していて、そこに集まるのは「自分が医院を不在にしても医院が回るような院長先生たち」ばかり。つまり、参加者はかなり選ばれた院長先生たちになります。

そんな先生たちとハワイという温かく開放的な雰囲気の中で、院長先生方と院長不在でも医院がうまくいく仕組みをはじめ、医院を最終的に継承・売却・廃業のどの選択をすべきかなど、日本ではまずそこまで考えきれないような部分の意見を交わすことができたからです。

そこで気づいたのは予防歯科です。

● 治療後の「予防」を患者さんに教えていくことで、予防中心型に切り替えていく

● 歯科衛生士さんが活躍するスタイルに変えていく

これによって、多くのメリットが生まれます。

具体的に、患者さまサイドには、

● 痛くなってからの治療とは違い、歯医者が嫌いにならなくなる

● むし歯、歯周病は生活習慣病の一部で、予防ができる病気である

● 患者さま自分自身の健康意識を高めてもらうことこそ一番の予防方法である

● 老後の楽しみ、生きるために必要な食べることを守るのは予防しかない

● 悪くなってから行う治療は傷口に絆創膏を貼るようなもの、それよりそもそも悪くしないことが一番大切である

● 慢性炎症をなくし、老化を予防することが健康寿命を長くするために重要である

医院サイドには、

- 予防歯科ドクターの数を極限まで減らせる
- ドクターに比べ人材の確保がしやすい
- ドクターに比べ長期で働いてくれる可能性が高い
- 保険診療の中で予防は技工料がないため、売上が安定しやすい
- ドクターが処置に追われなくなり、時間的な余裕が生まれ、自分の希望する治療ができる
- 処置が減ると急患が減る
- 数か月先まで予防のための予約で埋めることができる
- 余裕があるので患者さんにより心のこもった治療ができる
- 健康意識の高い患者さまがリピートするので、集患に追われなくなる
- 院長が休みを取っても経営が安定する

など、患者さまにとっても経営にとってもドクターにとっても、いいことづくめの診療スタイルだと確信したのです。

分院を出してからずっと頭を抱えていた問題の解決策が見つかり、すーっと心の中も晴れていくようでした。まさに私が求めていた問題解決策が「予防中心型歯科医院経営」だったのです。

マネジャー職の撤廃。真の予防歯科中心型歯科医院へ

予防中心型歯科医院への展開をしていく中、もう一つの課題が「組織体制」でした。当院では開業してからずっと、スタッフに「マネジャー職」を設けていました。その方は開業初期からのメンバーでとてもユーモアがあり、行動力、統率力も素晴らしく有能で、スタッフの管理や、業務指導などをすべてお願いしていたのです。

マネジャーがいると組織全体がピリッとしてよく動いてくれるのですが、一方で厳しい面もあり、離職者もいました。しかし、このやり方に耐えられないなら

仕方ないかと思っていました。

人が定着しないので、「とにかく人手がほしい」と採用はするものの、その人の長所・短所をこちらも見られないばかりか、丁寧な教育もできない。そして、忙しい仕事についていけず、入っても辞めていくのです。

業務における困りごとの相談や、人間関係など運営していると次から次へと問題は起き、それどころか新しく入ってきた人が医院の人間関係をどんどん壊して、どんどん人が辞めていく。当然、医院の雰囲気は最悪で、険悪なムードが漂っていました。

「先生、ちょっとお話があるんですけどいいですか?」と数週間おきに言われ、スタッフと話すたびに、「また辞めるって言われるのか」「給料を値上げしろって言われるのかな」とびくびくしながら過ごす毎日になってしまったのです。

それでも、患者さんが私たちを見放さなかったのは、せめてもの救いでもありました。「自分がいないと仕事が回らないから絶対に休めない」と自分の体にムチを入れるような思いで勤務を続けていました。

1日の終わり、一人になったとき、決まって「どうしてこんなことになってしまったんだろう」と思い悩む日々が続きました。

「勤務医時代は衛生士と助手ともすごく仲良くやっていたのに、トップになってからスタッフとの距離が遠くなっていく」「勉強会で習ったことをやってみたいけれど、スタッフが新しい試みについてこない」「スタッフに嫌われないように機嫌を取り、言いたいことが言えない」「次のスタッフが来たら優しくしようって思っているのに、それができない自分にへこむ」

出てくるのは愚痴ばかり。こんな自分ではなかったはずなのに。

求人を出して採用しても人が辞めることは多く、クレーマーの患者さまがうちの医院はやたら多く、大変な患者さま対応に追われる日々で、ますます人間不信に。そこで私は、マネジャーにスタッフとの対話はすべてお任せしていました。

彼女は歯科業界が初めてだったのですが、とても有能で頭が切れ、接客業経験もあり、最高の人材でした。後にも先にも良かった頃の彼女ほど有能で、ユーモアに溢れる方に出会ったことはありません。おそらく開業してからスタートダッシュを切れたのは彼女のおかげです。今でも感謝していますし、今でも昔の彼女が大好きです。

それから分院も軌道に乗って「うまく回ってきたな」と思った頃のこと、当時は歯科医師に正社員ではないアルバイトの歯科医師の採用をしていました。アルバイトで生計を立てている歯科医師は同じ場所で正社員として働くにふさわしくない人格の持ち主もまぎれており、わかりつつも歯科医師の人材不足で目をつぶって採用しておりました。

メンタルを壊した歯科医師とのトラブルで「金の亡者！」と叫ばれたこともあります。組織としてやるべきことをやっていただけなのですが、いろいろなトラブルを経験しました。

しかし、とにかく難題なトラブルは相変わらず多く、私がこうしたいと描く歯科医院づくりとはかけ離れ、徐々に優しさとは真逆の、軍隊のような冷たい組織へと変化していっていました。何かあるとマネジャーに「こうしてほしい」と相談して、お願いしていました。しかし、今思うと話巧みに説得されていたり、ごまかされていたりした気もします。

ただ一方で、次々に起こるトラブルも解決してくれていて、私の業務負担も精神的負担もずいぶん軽減していました。このマネジャーを信じて任せきっていたのです。

たまにスタッフと話すと「もしかしてマネジャーがスタッフたちにあることないこと話しているのでは……？」と思う節もちらほら感じることもあったような、なかったような……。そんなこともありましたが、目をつぶっていました。

疑いたくはありませんでしたが、事実確認をすると私の意図と反するようなことを「私が言っていたから……」とスタッフに話していたことがありました。そのことを聞いてもうまいこと言いくるめられた記憶があります。

徐々に院長を上回る権力を使いこなすようになり、決定的なトラブルが起きたのです。それがきっかけでマネジャーを除くスタッフから、「先生、彼女の分もがんばるので、彼女を辞めさせてください」と言われました。スタッフからすれば当たり前のことです。勇気を持って言ってくれたのも痛いほどわかりました。

しかし私は、もう一度だけマネジャーにチャンスをあげたい。私の管理不足のせいでマネジャーを悪くさせてしまったのですから。言わば、私の身代わりになっていたのだから申し訳なかったと思いました。

スタッフに許しを請い、もう一度みんなでがんばっていきたいと思ってしまいました。

「話してくれてありがとう。それなのに私の管理不足でマネジャーが度を越して本当に申し訳ない。もうみんなに迷惑をかけないように、何かあったら私がきつく言うようにするから、チャンスをください」とスタッフに謝罪しました。

きっと、「先生はまだそんなことを言っているの？」と思ったでしょう。自宅謹慎処分後にマネジャーはもう一度職場復帰しました。

しかし結局、マネジャーは退職することとなりました。形式上、最後は私についていけないという理由で自分から離職しました。

誤解してほしくないのですが、マネジャーにお任せして医院運営を行うのは正しい方法だと思います。ただ私の場合は、それが上手にできなかった、それだけのことです。マネジャーが退職することになって、ずいぶん自分を責めました。

「最初に私が気づいてマネジャーに注意をしていたら」

「マネジャーにもスタッフにも嫌な思いをさせてしまった」

「こんなことにならなければ、優秀な人ともっと良好な関係で働けたのに。悪くなるまで止められなかった私のせいだ」

次から次へと押し寄せてくる後悔の波。でも、いくら後悔してももう元には戻りません。

退職後にマネジャーが何をしたのか明るみになることもあり、これに関してはそれに関わった関係者も許せません。

その後マネジャーがいなくなり、真の予防中心型歯科医院へと変化していきました。

今までのスタッフ主導型が定着していたこともあり、すんなりと変貌を遂げることができました。その後、強い軍隊のような組織ではなくなりましたが、温かく人を大切にする組織になろうと誓い、みんなで協力して医院を盛り上げてきました。

そのかいもあり、離職者も減り、むしろ毎年少しずつ仲間も増え安定し、安心した日常が過ごせるようになってきました。次に来る人材を自分の子どもと同じくらい大切に育てようと思うようになりました。

今後二度と同じようなことが起きないように、嫌われ役は率先してやるべきだと、伝えるべきことは伝えようと誓った出来事でした。

実際、スタッフ主導型の診療スタイルを実践してから、勤務ドクターも増え、今では彼らが医院を支えており、私の負担も減少。私自身も週7日勤務が1日、また1日減り、勉強会やプライベートにも十分に時間を充てられるようになっていきました。

第2章

「宇宙一の予防歯科」で幸せになる！

当院では「宇宙一の予防歯科にしよう」をコンセプトにしていますが、「宇宙一」って何？と思われるかもしれません。

「宇宙一の予防歯科」を目指した理由、そしてスタッフみんなが「幸せ」になるにはどうしたらいいのかをお話しします。

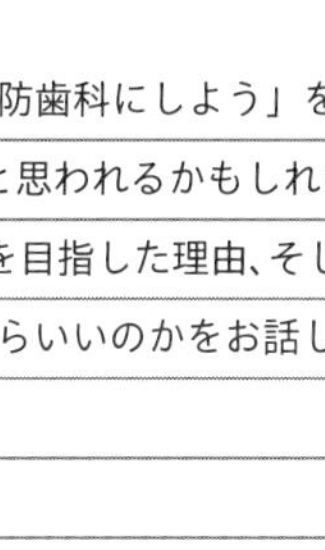

「宇宙一の予防歯科」を目指した

「宇宙一の予防歯科にしよう」というコンセプトは、雑談からスタッフたちと決めたものでした。

読者の皆さんの中には、「高みを目指すなら〝日本一〟や〝地域一〟というワードのほうがリアリティもあっていいのではないか」と思うかもしれません。しかし、個人的には、周りの医院と競うのは生々しいし、がんばれば手が届きそうなゴールだとスタッフたちが身構えてしまうのではないか、そう思ったのです。

それに比べ「宇宙一」なんて言われたら、まず「えっ、どういうことだろう?」と興味を持ちますよね。壮大すぎて少しクスッと笑ってしまう方もいるでしょう。あまり堅苦しさがない感じが、とても気に入っています。

そもそもこの言葉のアイデアをひらめいたきっかけは、矯正科のメンバーで行ったアイスランド旅行でした。首都レイキャヴィークに「宇宙一おいしいホットドッグ」というホットドック屋があると知り、「宇宙一なんてすごいな! 食べてみたい」と思い、食べてみることにしたのです。

実際に行って実物を見てみると、私が今まで食べてきたホットドッグより少し大きめで、それなのにソーセージがジューシーでとってもおいしかったのです。一緒に行った仲間たちと「正直、これが宇宙一の味なのかはわからないけど、悪くないね~(笑)」なんて笑い合いながら食べました。

「ああ、宇宙一っていい響きだな」「宇宙一の予防歯科」は、そんな楽しい思い出をたどって生まれたものです。

とはいえ、ただ「楽しかった」という思い出だけではありません。言うまでもなく、宇宙はすごく広くて大きいですよね。簡単には手が届かないですし、並大抵の努力では到達できません。私は、そんな大きな目標に立ち向かっていくそのプロセスにこそ、私たちの成長があると考えました。

患者さまの健康な毎日のために、いったい何ができるのか。最善のサポートを常に考えながら、現状に甘んじず改良を重ねていく。そんな歯科医院になりたくて、「宇宙一の予防歯科」を目指すことにしたのです。

北極星みたいな存在が「宇宙一の予防歯科」です。進むべき道に迷ったら、「それって宇宙一かなあ？」と投げかけるようにスタッフに話しています。

予防歯科とは患者さまと私たちがwin-winの関係になることが大切

予防歯科を本格的に始めたのは、ハワイ研修後です。最初は「本当に予防歯科で患者さまが満たせるのかしら」と不安もありました。しかし、蓋を開けてみたら予防で通う患者さまは日を追うごとに多くなり、あっという間に衛生士の人手が足りないほどになったのです。そう聞けば、「繁盛していてすごい」と同業者の方は思ってくださるかもしれません。

では患者さまは実際のところ、どう感じているのでしょうか。もしかしたら「家が近所でなんとなく通っているけれど、もっと対応がよい歯科があれば乗り換えたいわ」「予防歯科というものがよくわからないけど、何となくよさそうだからやってみようかな」。そんなふうに思われているのであれば、残念ながら予防歯科は失敗と言わざるをえません。

逆に、スタッフ側からの理解を得られていない場合も同じことです。

患者さまはお口の健康を維持できて満足していても、施術を行うスタッフたちは不満や不安を感じている。1日の予約を詰め込みすぎて、仕事が雑になってしまっている……これもまた失敗と言えるでしょう。

どうして、こうした状況が失敗なのでしょうか。

それは、むし歯や歯周病の治療と異なり、予防歯科には終わりがないからです。

患者さまと出会えば、基本的に一生のお付き合いになります。さらには、その患者さまだけではなく、お子さん、お孫さんがいらっしゃったり、世代を超えたお付き合いとなることもあります。

そのため予防歯科においては、患者さまも、歯科医院やそこで働くスタッフたちも、みんなが望む形で幸せになれる、お互いにｗｉｎ－ｗｉｎの関係であり続けることが重要なのです。

予防歯科の真髄は、施術するスタッフが患者さまに一番よいサービスを提供できているという自信のこと。自分の仕事と職場への自信をつけさせてあげることが、私の仕事です。他の医院では同じことはできないから離職者もでず、長く勤務してくれるからより実力が上がり、よりよいサービスを提供できるのです。

なにより、（自分自身もそうですが）歯科で働く歯科医師、歯科衛生士、歯科助手、受付、クリーンスタッフなど医療現場で働く志のある人は、「患者さまに喜んでいただきたい」という精神を持っています。

「歯磨きの仕方を見直したら、いつも綺麗で気持ちがいいです!」
「ここ数年、むし歯になっていないんですよ!」
「口臭や歯石が気にならなくなりました!」

こんな声をいただくことがお金をいただくことと同じくらい、いえ、もしかしたらそれよりも大きな喜びになるのです。だからこそ、予防歯科は「ただのお金儲けの手法であってはならない」のです。

大切なのはスタッフのやる気、モチベーションを尊重すること。そして「患者さまのために、私たちができる最高のケアやアドバイスをしたい」といったスタッフの自発的なアクションを引き出すこと。そんな状況をつくることが、結果として患者さまもスタッフたちも幸せになれるwin-winの状態を生み出すと私は思っています。

迷ったら「これで宇宙一の予防歯科にできるか？」を考える

ここまでお読みになって、「うちの歯科はこんな順調にはいかないだろうな」と思われた方もいらっしゃるかもしれません。

ですが実は、当院も今日まですべて滞りなく進んできたわけではないのです。当院はスタッフが多いということもあり、意見の対立もあります。「こういう局面では、どう対応するのがベストなんだろう」と迷うこともありますし、治療やケアのより高いレベルを追求したり、やり方を大きく変えたりするシーンでは、スタッフから「一回やってみますが……」と、戸惑う声が上がることだってあります。

そんなとき、私はみんなにこう考えてもらいます。「今までのやり方で宇宙一になれるかな」と。

そうすると優秀なスタッフたちは「宇宙一を目指すために、これは必要だな」「これはやらなくてもいいだろう」と、「宇宙一」を中心に考えてくれるのです。そうすると、不思議と当院にとってベストの選択肢が出現し、戸惑っていたスタッフたちが一丸となって、同じ方向を目指して進んでいくのです。

これまで何度もそうやって、スタッフたちが団結するさまを見てきました。当院にとって「宇宙一の予防歯科」というコンセプトは、言うなれば当院で働く一人ひとりの「マインドの北極星」です。迷ったときの指標であり、私たちの向かうべき方向性を指し示してくれるものなのです。

さらに言うと、この北極星は目指し続けるものです。求められるものは、常に多様に形を変えていくことでしょう。技術の進歩や時代の流れ、患者さまのニーズによって変化できるからこそ、「選ばれ続ける医院」になることができる。だから日々現状にとどまらず変化し続ける姿勢が北極星を目指し続けることだと思っています。

私たちは今後も常に努力を絶やさず、患者さまの声や最新の技術や情報にも注目しながら、「宇宙一の予防歯科」をブラッシュアップし続けていきます。

働くスタッフが最善だと思うものを考案し実行する

第1章でも少し触れましたが、私は中学生時代、柔道部に所属していました。柔道には「乱取り」という稽古があります。乱取りとは、ミニ試合形式で技を掛け合うもので、次々に違う相手と対戦して乱取り稽古を行う練習を毎日していました。

乱取り稽古の一番の成果は、試合を組んだ相手のそれぞれの動きをつぶさに見られること。そして、習得してきた中で勝つことができそうな技をどんどん繰り出すことで、よりスキルアップにつながることです。

ずいぶんと柔道現役の頃からは離れてしまいましたが、柔道部で習ったことは今の仕事に十分生きています。歯科の臨床現場と乱取り稽古は、よく似ていると感じています。

当院は、毎日たくさんの患者さまが来院されます。言うまでもなく、お一人おひとり、口腔内の状態、抱えているお悩み、症状やその原因、生活環境も違います。状況を伺って口の中を拝見し、今私たちができるその方に最適な処置やケアを検討、実行する。これは、まさしく乱取り稽古と同じ。日頃の学びや経験の成果を発揮するのが、臨床の場なのです。

患者さまとの一期一会は、技術のさらなるブラッシュアップにもつながり、とてもありがたく感じています。同時に、自分の力試しの場として、柔道の試合のような感覚で楽しんで取り組んでいる一面もあります。

頭も手先もフル回転で使うので、決してラクではありませんし、無理な体勢で腰が痛くなることもしばしばです。その大変さはアスリートクラスといっても過言ではないでしょう。

しかし、私はこんな過酷な現場が大好きです。自分の見立てや技術、提案を患者さまに行い、それが受け入れられうまくいったとき、大きな喜びを発揮できるからです。

それはスタッフたちも同じです。スタッフ主導型運営で進める予防歯科においては、誰にでも活躍できるチャンスがあります。知識や経験を増やす努力を惜しまない人であれば、目の前の患者さまに最善な対応を考えて実行できます。その結果、患者さまに喜んでいただくことができれば、やりがいや楽しさを感じるのはもちろん、「このやり方でいいんだ」「それだけの力量が自分にあるんだ」とあらためて自覚でき、さらなる自信を持つことができるでしょう。

このようなスタッフは、自分が働く歯科医院に対しても自信や愛着を持ってくれます。こうして、患者さまに胸を張って提供できる予防処置に誇りを持ちながら、イキイキと働くスタッフがどんどん増えていくのです。

一方で、「お金だけ稼げればいい」「勉強や技術磨きはしたくない」「少しがんばったらすぐ自分の給料が上がると思っている」というスタッフは、当院の場合、すぐに辞めていってしまいます。3年と持たないかもしれません。

ですが、それでいいのです。「宇宙一の予防歯科」になるためには、マインドの北極星を一緒に本気で目指してくれるスタッフが残ってくれれば、私は願ったり叶ったりなのですから。

幸せには3つの段階がある

おそらく、この世の中に幸せになりたくない人は1人もいないでしょう。その中でも、私は特に欲深いので(笑)、昔からずっと「幸せになりたい!」と思ってきました。ですが「その幸せって一体何なの?」と問われると、正直よくわからない。ただ何となく幸せを追い求め続けてきたと言ったほうが正しいかもしれません。

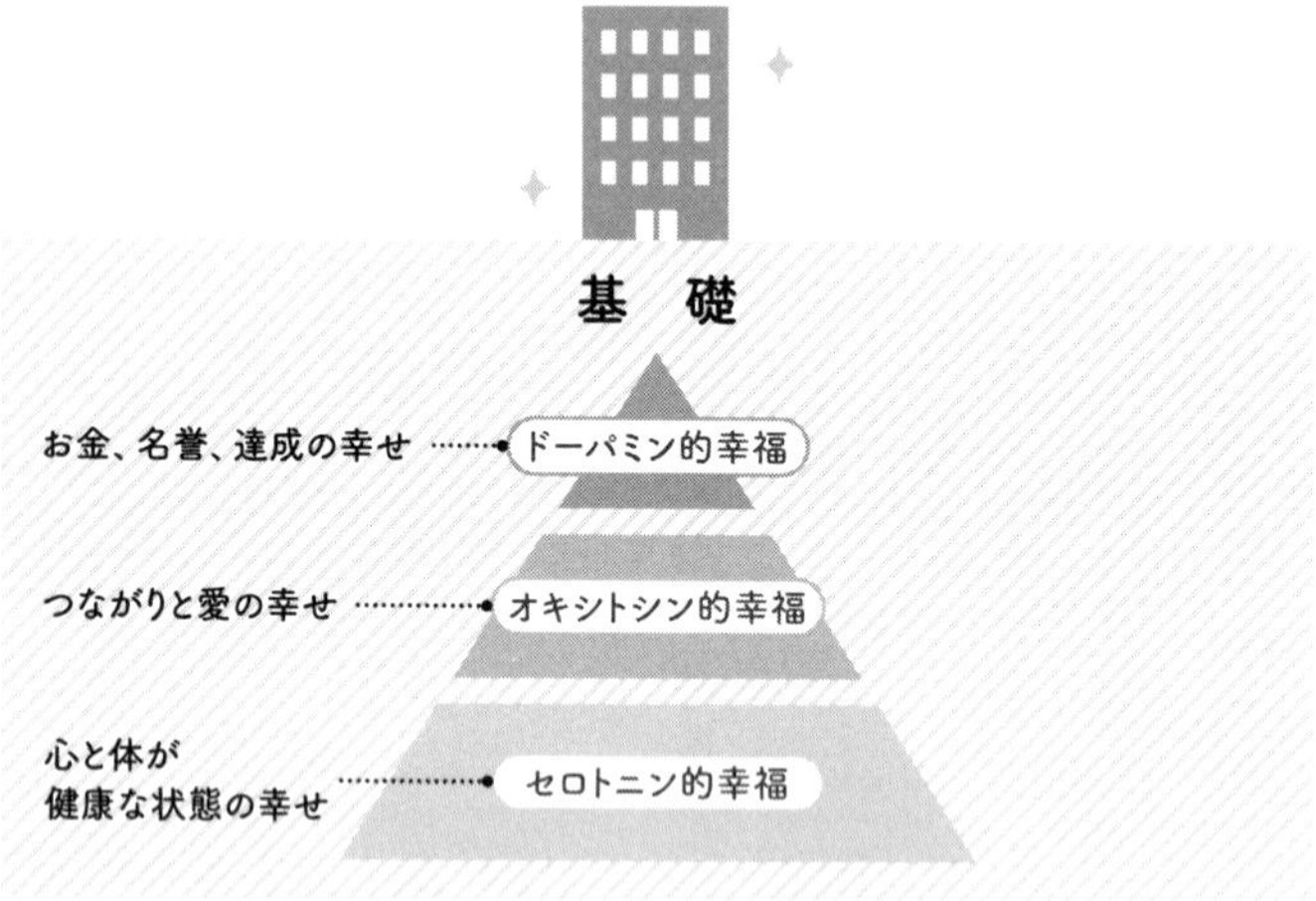

しかし、そんな私もついに、「幸せ」の答えにたどり着くことができました。

きっかけは、精神科医の樺沢紫苑《かばさわしおん》先生の著書『精神科医が見つけた3つの幸福 最新科学から最高の人生をつくる方法』（飛鳥新社・刊）です。

人間には、三大幸福物質と呼ばれるセロトニン、オキシトシン、ドーパミンいうホルモンが存在します。これらはただ分泌されればよいわけではなく、まず心や体が「健康」な状態であるセロトニン的幸福、次に周りとの「つながりや愛」によりオキシトシン的幸福、そして最後にお金、名誉、達成といった「成功」によるドーパミン的幸福と、3つの幸福を順番に重ねていくことで、頑丈な幸福のピラミッドが築かれるといったことが書かれていました。

さらに、

●ドーパミン的幸福は瞬間的に得られても、すぐ少なくなってしまう傾向がある

●しかし、セロトニン的幸福とオキシトシン的幸福が掛け合わされれば、ドーパミン的幸福が継続する

ということも大変興味深いものでした。

つまり、心身の健康に加えて、仲間とのつながりや愛も幸せには必要不可欠だったのです。この本を読んだとき、「まさに今、私に足りないのはこの基礎の部分だ」と痛烈に感じたのです。

分院ができてしばらくした頃、ドクターの退職が重なり、毎日オーバーワークが当たり前、心身ともに疲れ果て、幸せなんて考える余裕はありませんでした。しかし、心のどこかに「このままじゃいけない」というスイッチがあったのでしょう。

そのスイッチを押してくれた初めのきっかけは、人を幸せにしたいならまず自分を満たしなさいという「愛のシャンパンタワー」です。

スタッフを幸せにしたいならまず自分を幸せにし、自分から溢れ出た幸せがスタッフを幸せにし、スタッフから溢れ出た幸せが患者さまを幸せにできるというものでした。だから、幸せでいることを求めていました。そして次にこの本、というわけです。

当時の私は、「幸せ」は、未来にある「成功・達成」といった「最終到着点」だと捉えていました。しかし、それは間違っていたのです。幸せとは自分の目標に向かうための一歩一歩の過程であり、未来ではなく「今感じるもの」。

そう考えてみると、疲労しすぎた自分が幸福を感じられないのも無理はありません。3つの幸福のうち、最も重要なのはすべての土台となるセロトニン的幸福が枯渇していたのですから。

「働いても働いても幸せな気持ちにならない」のも当たり前です。幸せになるにはオーバーワークで利益をたくさんあげるよりも、まず心身を健康な状態にして幸福の基礎をつくるほうが先決だったのです。

私が大切にしている言葉

私は3つの幸福を知ってから、専門の矯正治療にあたる時間をあえて最小限にし、スタッフ主導型の運営で自分の余裕をつくり、心と体の健康維持に努めるようになりました。

毎日さまざまな症状を抱えた患者さんが来院されますから、場合によっては、わざわざスタッフに任せずにドクターが最初から最後までワンストップで担当したほうがスムーズなこともあります。また、「できるのにスタッフに任せていいのかしら」という葛藤もありました。

あるいは、「いつも仕事の早い特定のスタッフだけに業務を振ったほうがいいのでは？」などと思い悩むこともありました。

しかしそれでは、業務量の多いドクターやスタッフはいつも仕事に追われ、心身の負担が極端に大きくなります。

反対に業務を任せてもらえないスタッフは、自信ややる気をなくしてしまうし、成長しません。大事なのは、今だけに焦点を当てるのではなく、未来が良くなる努力をし続けること。それが、みんなで幸せになる方法です。日々一緒に歩んだ道のりを楽しむこと、できるようになった喜びを分かち合い、仲間を増やし続けることが、やがて大きな成功へとつながるのです。

このような学びをした結果、当院の仕事を担ってくれる仲間が増え、心強いなと思うとともに、特定の仕事ができる一部のスタッフだけに頼るのではなく、みんなで協力して得意分野をやっていく仕組みが整ってきました。

スタッフに業務をパスすることで、まず時間的、精神的、体力的な余裕を得ることができるようになりました。心身健やかな状態となり、私のセロトニン分泌につながったはずです(笑)。

うちのスタッフは離職者が少ないのが特徴で、一緒に歩んできた歴史が信頼につながっています。今では本当に安心して業務を任せられるようになりました。

またスタッフは、責任ある業務を任され、自信を持つことで仕事にやりがいを感じるようになったのか、成長スピードも目に見えて速くなりました。「こんなことならもっと早くスタッフ主導型にしておけばよかった……」そう思ったくらい、スタッフの成長度には目を見張るものがありました。

イキイキと働くスタッフたちは、「宇宙一の予防歯科」という同じ目標を目指す仲間となり、一歩一歩成長しながらともに歩みを進めていくわけで、そうしたつながりから「オキシトシン」が分泌されたはずです。このようにして、樺澤先生がおっしゃっていた「今を幸せにする」体制に立て直すことができました。

『早く行きたければ一人で行け。遠くへ行きたければみんなで行け』

これは、私が常々大切にしている言葉です。もとはアフリカのことわざで、アル・ゴア元米副大統領が演説で引用したことで広く知られるようになったと言われています。

一人のほうが早く進めても、あまり遠くまで行くことはできません。しかし、仲間と協力し合えばもっと遠くへ行ける。一人でできることよりも、もっと大きなことを成し遂げることができる、という意味合いで使われます。

予防歯科においても、まさにこの言葉通りのことが言えると思っています。院長やドクターなど、一人だけで成し遂げられることなんてちっぽけなもの。それに、特定の人に頼り続ける運営は、その人がいなくなれば終わるし、いつか体力面や精神面に限界がきて、それ以上進めなくなる可能性があるからです。

さて、皆さんのクリニックはいかがですか。ドクターやスタッフがなぜか疲弊している環境になっていませんか。それをラクにするカギは「スタッフ主導型」にあるのかもしれません。

予防型歯科医院の運営で幸せになる方法を見つけた！

つらい時期を乗り越えて始まった予防歯科・スタッフ主導型診療ですが、あるときスタッフたちが「村瀬先生、うちの予防歯科をもっとたくさんの人に知ってほしいんです」と言ってくれるようになりました。

たしかにこの方法を、当院だけで運営しているのはもったいない。スタッフの後押しもあって、当院が「宇宙一の予防歯科」になるためにどんなことをしてきたか、セミナー活動でお伝えしています。

現在、私は全国の歯科医院をまわる日々を続けています。人前で話すのは得意ではないのですが、セミナーで真剣な受講者さんたちの顔を見ると、私もまたつい話に熱が入ってしまいます。

スタッフ主導型にしてからというもの、医院の運営もそして組織も安定するようになりました。

予約は常に3か月先まで埋まり、集客をすることもほとんどなくなりました。ありがたいことに「あなたと出会えてよかった」と言ってくださる患者さまばかり、自然と集まってきます。

さらに、優秀なスタッフたちが長期的に働いてくれるおかげで、「ここで働きたいです」と言ってくださる衛生士も集まっていただけるようになりました。

何より、私は余裕が生まれ、好きなタイミングでセミナーに出かけられるようになりました。まさにいいことづくし。これも、みんなが余裕を持ち、職場にやる気と活気をもたらした結果です。

心を通わせた丁寧な診療ができて、患者さまの満足度はますますアップ。スタッフの自信ややりがいもどんどん増大し、「宇宙一の予防歯科」に向かってさらに加速していく。スタッフ主導型の予防歯科の運営を進めてきたことで、こんな素晴らしい循環がしっかりと構築されました。

あらためて考えてみると、数年前まではこのような状況は想像もつきませんでした。予防歯科によって得られたさまざまなものが私の幸せであり、これこそがドーパミン的幸福なのだなと実感しています。

次は、私たちが培ったノウハウを拡散して幸せを広げていくフェーズです。全国の歯科経営に悩む多くの院長先生方にも幸せを得ていただく、そんな新たなステージをスタッフたちとともに目指しているところです。

「予防中心型」は定期検診と何が違うのか？

予防歯科が持つ可能性をはじめ、予防歯科と幸せの関係についてお伝えしてきましたが、読んでくださっている方々は「予防歯科なんて、ずいぶん前からやっているけど……」という感覚をお持ちだと思います。

たしかに私も予防中心型に転向する前は、「定期検診ならうちも行っているし、そもそも予防なんてどこの医院でもできること。何が違うの？」と思っていました。

現に保険での予防歯科は全国共通ですし、どこでもできることです。しかし、予防歯科を学び、さまざまな歯科医院を見学させていただく中で、そうではないことに気づきました。

私が提唱する「宇宙一の予防歯科」の具体的な流れについては後述しますが、まず多くの歯科医院で行われている「定期検診」の主な目的は、患者さまに病気がないかを検査するためのものです。

しかし、宇宙一の予防歯科においては、定期的に患者さまの健康状態を患者さまと一緒に確認し、自分自身で自発的に健康になりたいという気持ちをお手伝いすることに重きを置いています。他との大きな違いは、今の健康状態をしっかり検査しお伝えし、「患者さま自身で健康を維持するためにどうするかの動機づけに力を入れる」ことです。

結局のところ、むし歯や歯周病は生活習慣病の1つであり、ご自身で予防ができるものです。つまりダイエットとまったく同じで、その日その時間だけ気をつけても、何も変わりません。大事なのは、日々の3か月間の患者さまのがんばりの成果を評価し、一緒に伴走し続けること。これが予防歯科の最大の特徴です。

私自身、これまで多くの歯科医院さまの予防歯科を見させていただきました。どこも同じではなく、医院によって歴然とした差があることもわかりました。成功している医院もあれば、失敗している医院も数多く存在しています。

その中で、成功している医院は必ずと言っていいほど、幸せそうに働くスタッフの皆さんの姿がありました。「良い人材が定着し、人材が育つかどうか」は予防歯科を進めていくうえでの大きなポイントです。

それだけではありません。スタッフにも特徴があります。

- 医院を愛していて勤務年数が長い
- ご自身の技術に誇りと自信を持っている
- 医院が目指す目標へ向かってさらに学びを深め、技術を磨いていこうとする向上心がある

また、皆さん、とにかく感じがいい！　これなら「来たくなるはずだわ」と思える医院は、やはり予防歯科がうまくいっているのです。

これまでお伝えしてきたように、予防歯科においては、スタッフの働きが何より重要です。「悪いところを直して終わる」一時的な治療型と異なり、すでに健康でこれからも健康を保ちたいと願う患者さまと、長きにわたりお付き合いが続いていきます。

たとえ優秀でもすぐ辞めてしまう環境では、予防歯科はうまくいきません。「良い人材が着々と育っていく」土壌があることで初めて成り立つのです。

予防歯科導入が失敗する歯科医院の特徴

では逆に、予防歯科の導入に失敗してしまうのはどんな歯科医院なのでしょうか。

おそらく皆さんも察しはついているかと思いますが、次のような特徴を持っています。

- スタッフ主導型ではなく歯科医師主導型
- 院長の独裁体制が浸透している

● 医院全体が、院長に最も気を遣っている
● 治療主義が施術スタッフによりまちまち

これらすべてに共通しているのが、「ドクターに全面的に頼っている」という病院の姿です。こうした従来型の運営から抜け出せずにいる歯科医院は、これまでのやり方を大きく変えたり、新しい仕組みを導入したりすることに抵抗感や反発が生まれがちです。

多くの場合、院長が絶対的な存在となっているため、何でも院長にお伺いを立てないと動けない雰囲気があったり、スタッフたちは常に院長の顔色を見て動いていたり、院長の機嫌を取ることに一日中注力しているなんて医院もあることでしょう。

そうなると、スタッフは自ずと疲弊してしまいます。本来、歯科運営において最も時間と技術、配慮を注ぐべきは患者さまなのに、それ以外に院長やドクターにも気を遣わなくてはならない。それでは、パフォーマンスも発揮しにくくなる

でしょう。その結果、歯科医院自体が患者さまにとって居心地の悪い空間になってしまう可能性だってあるのです。

雰囲気が悪ければ、当然患者さまは足が遠のいてしまいます。治療と違って予防歯科は「痛みや不快感がない健康な状態」ですから、わざわざお金を払ってそんな雰囲気の悪いところには行きたいとは思わないのです。厳しい言い方かもしれませんが、患者さまはこのあたり、非常にシビアだと思っておいたほうがいいでしょう。

予防で繁栄しない医院

予防歯科を導入したのに、患者さまのリピート率が低かったり、クレームが多かったり、経営が安定しないのは、他にも次のような特徴があります。

- 院内の雰囲気が暗く、患者さまへのもてなしを感じない振る舞いが多い
- 勤務医が自己の利益を追求し、統制が取れていない

- 女性スタッフが定着しない
- 院長が「ここまで医院が大きくなったのは自分の功績」だと思っている

皆さんも想像してみてください。院内に入った途端、暗い雰囲気が漂い、何となくスタッフ同士の会話はピリピリとしていて関係性も悪そう。数ある歯科からここを選んで来たのに、ぞんざいな扱いをされる。そんなところに再び来院しようと思うでしょうか？　もう二度と来たくないないと思いますよね。リピートなんてもってのほかでしょう。

前項で院長の独裁体制に触れましたが、勤務医が幅を利かせて横柄な態度をとっている歯科医院もまた、予防歯科が定着しないように感じます。勤務医が自分の考えを押し通して暴走してしまうと、予防歯科のキーパーソンである歯科衛生士や歯科助手が思うように動けず、ストレスを抱えてしまうことが懸念されるからです。

さらに、女性スタッフがすぐ辞めてしまう医院は、予防歯科といわず歯科医院として繁盛は難しいと個人的に思っています。なぜなら、歯科衛生士や歯科助手は女性が圧倒的に多いからです。

こうした事態を招く背景には、例えば、院長が容姿端麗な女性スタッフだけを可愛がる、女性スタッフ同士のトラブルは見て見ぬふりをする、女性を軽視する発言が目立つなど、女性が「もうここでは働きたくない」と思うような何らかの原因が必ずあります。ひどいケースでは、院内に院長の愛人がいる……なんてことも。こんなことは言語道断です。女性スタッフを大切にして働きやすい環境を用意できる歯科医院ほど、予防歯科はうまくいく。それは間違いないと思っています。

医院が変わらない究極の原因とは？

前項で最後に挙げた特徴の「ここまで医院が大きくなったのは自分の功績」だと思っている院長は、残念ながら少なくありません。しかし、これこそが実は予防歯科が失敗する究極の原因だと考えています。

通ってくださる患者さまや、日頃からがんばっているスタッフに対して感謝の気持ちを持てない院長が、患者さまやスタッフから慕われるわけがありません。心で思っていることは、無意識に発する言葉や態度ににじみ出るもの。当然、予防歯科によってもたらされるリピート患者さまや、スタッフたちの働きがいの増加は期待できないでしょう。


そして、そもそもこのような考えに行き着く院長はたいてい、「自分ばかりががんばっている」と思っています。歯科医師主導型の運営により、院長の能力に依存せざるをえない状況も影響しているのかもしれません。

とはいえ、ドクターは「自分でやってしまったほうがラク」とつい考えてしまう気持ちもわかります。

特に治療型の歯科医院ではそうならざるを得ない状況もあります。かつての私もそうでした。来る日も来る日もCR、根治、CR、根治……自分が歯を削らないと稼げない歯科医という職業にうんざりしていました。

それだけでなく、新患や勤務医まで自分がハンターのように見つけてこなければならない。自分だけが休めず、いつも時間に追われてばかり。しまいには患者さまから、ネットの口コミで不満の声や誹謗中傷まで……。やりがいをなくしたスタッフから聞こえてくるのは、院長や医院の悪口ばかりで、とても前向きに何かを始める気にはなれませんでした。

「歯科医師になりたい」という思いで勉強をし、開業まで果たしたのに、歯科医師という職業が嫌いになってしまうなんて、こんなに悲しいことはありません。

そして、皆さんにはそうはなってほしくありません。

皆さんがもし「がんばっているのに、スタッフがついてきてくれない」と感じたら、「すべて自分でやろう」と思ってしまっていないか、振り返ってみてください。

もし「自分で抱え込んでしまっている」と思っても、大丈夫です。

まずは、患者さまやスタッフに感謝することから始めてみてください。

「ありがとう」「助かっています」と口に出すだけで、自分の気持ちもそして周りの受け取り方も変わってきます。

そしてそれができたら、日々の業務を少しずつでも「自分がやる→みんなでやる」に変換することから始めてみてください。

きっとドクターにとっても、スタッフにとっても、何より患者さまにとっても良い変化が起こってくるはずです。

繰り返しになりますが、どんなに素晴らしい院長であっても一人が成し遂げられるものなんて、たかが知れているのです。逆に、医院のみんなで力を合わせてできることは無限大です。それならみんなで大きなことを成し遂げたいと思いませんか。

変わるチャンスは「今」。ぜひ今日から始めていきませんか。

「epi-genetics遺伝子」スタッフが自ら動く空気感のつくり方

前項では、「自分で仕事を抱えない」ことをお話しさせていただきましたが、もう一つ、私からご提案です。それは、ぜひ成功されている他の歯科医院を見る機会を意識的につくる、ということです。

なぜ、他の医院の見学が大事なのか。最近、知ったお話から説明させてください。

「epi-genetics」(エピジェネティクス・後成遺伝学)という学問を知りました。遺伝子の働きはDNAなどの塩基の並び方(塩基配列)に影響を受けますが、epi-geneticsで研究されるのは、DNAの塩基配列を変えずに、細胞が遺伝子の働きを制御する仕組みです。

細胞は、生命を維持していくために、周囲の環境からさまざまな信号を処理しています。遺伝子からタンパク質が作られることを「発現」といいますが、epi-geneticsにおいては細胞への外的刺激が環境シグナルとなって、遺伝子が発現していくのです。つまり、細胞に良い刺激を与えれば良い方向に進化していくし、悪い刺激を与えれば悪い方向にも進化するわけです。

私はこのことを知ったとき、「歯科医院という組織づくりも同じ作用が働くのではないか」と考えました。すなわち、素晴らしい先生やそのスタッフの優秀な仕事ぶりを目の当たりにすると、それが良い外的刺激になり、良い組織に変化していけるのではないか、ということです。

そして、気づくはずです。順調な成長を遂げる歯科医院ほど、院長は早い段階から自分の影を薄くし、スタッフたちに脚光を浴びさせている、ということを。「自分がいなくても回る仕組みが良い仕組み」に気づけば、もう半分は組織運営がうまくいったも同然です。

それがわかれば、医院内部で「良い環境」に切り替えていきましょう。まず院長が、スタッフ主導型の運営に切り替える。すると、それがスタッフたちに刺激として伝わり、「私も自分で動いていこう」「患者さまのためにできる最善のことをしたい」というマインドが医院全体に広がっていきます。これが、予防歯科には欠かせない「自ら動く空気感」につながっていくのです。

しばしば私は「院長は空気のような存在になり、逆にスタッフさんたちの存在感を増していきましょう」と伝えています。きっと本書を読んでくださっている皆さんなら、「そのほうがうまくいくな」というのもご理解いただけるのではないでしょうか。

患者さんがファンになってくれる歯科医院

ここまで読んできても「本当にスタッフ主導型でうまくいくの？」と思う先生もいらっしゃると思います。そうですよね、その気持ちもわかります。

では別の質問です。突然ですが、皆さんはディズニーランドに行ったことがありますか？

千葉に本院がある私は言うまでもなくディズニーランド好きですが、ではディズニーランドの主役は……というと、「ミッキーマウス」ですよね。

しかし、「絶対にミッキーに会うために行く！」という人はそこまで多くないでしょう。私もディズニーランドに行ってもミッキーに会えないまま帰ることのほうが多いくらいです（笑）。それでもディズニーランドには毎年たくさんの人が訪れて、リピーターも多い。これは何を意味していると思いますか？

すなわち、ミッキー1匹だけではなく他にも可愛いキャラクターがいたり、面白いアトラクションがあったり、素敵なレストランがあったり、かっこいいキャストがいたり……ディズニーランドという場所が楽しいから、何度も遊びに行くわけですよね。

実は、スタッフ主導型の予防歯科では、ディズニーランドと同じようなことが起こっています。

ドクター1人の力に頼るのではなく、スタッフに仕事を任せることで各々に余裕が生まれ、担当業務に専念できて、医院全体に活気が出てくるのはお伝えしてきた通りです。

さらに、予防歯科は担当制ではないため「一人ひとりの患者さんを、医院全体で診ている」という感覚が、スタッフにも患者さんにも浸透していきます。すると、患者さんは特定の先生ではなく、医院そのもののファンになってくれるのです。

「ここには、自分の健康や良い変化を喜んでくれて、がんばっているスタッフがたくさんいる。楽しいから行きたい」その気持ちが次の予約につながり、リピートしたくなる。そんなテーマパークに行くような「サイクル」ができあがるのです。

患者さまに楽しい気持ちを味わっていただく工夫は、実は他にもしています。とても好評いただくのが、スタッフたちと一緒に作っているカレンダー。スタッフで行った旅行やイベントの写真など、なるべく笑顔の写真をピックアップしています。

患者さまたちが、毎年すごく楽しみにしてくださり、新作ができると「今年もそろそろかなと思ったのよ！」と最後までじっくり見てくださる方もたくさんいて、嬉しい限りです。これからも、こうしたちょっとした「この歯科医院に来る楽しみ」をつくっていけたらなと思っています。

初診からの流れ

ここまできてやっと……という感じですが、当院の予防歯科の流れをご紹介しましょう。といっても、ご覧の通り、とてもシンプルなものです。

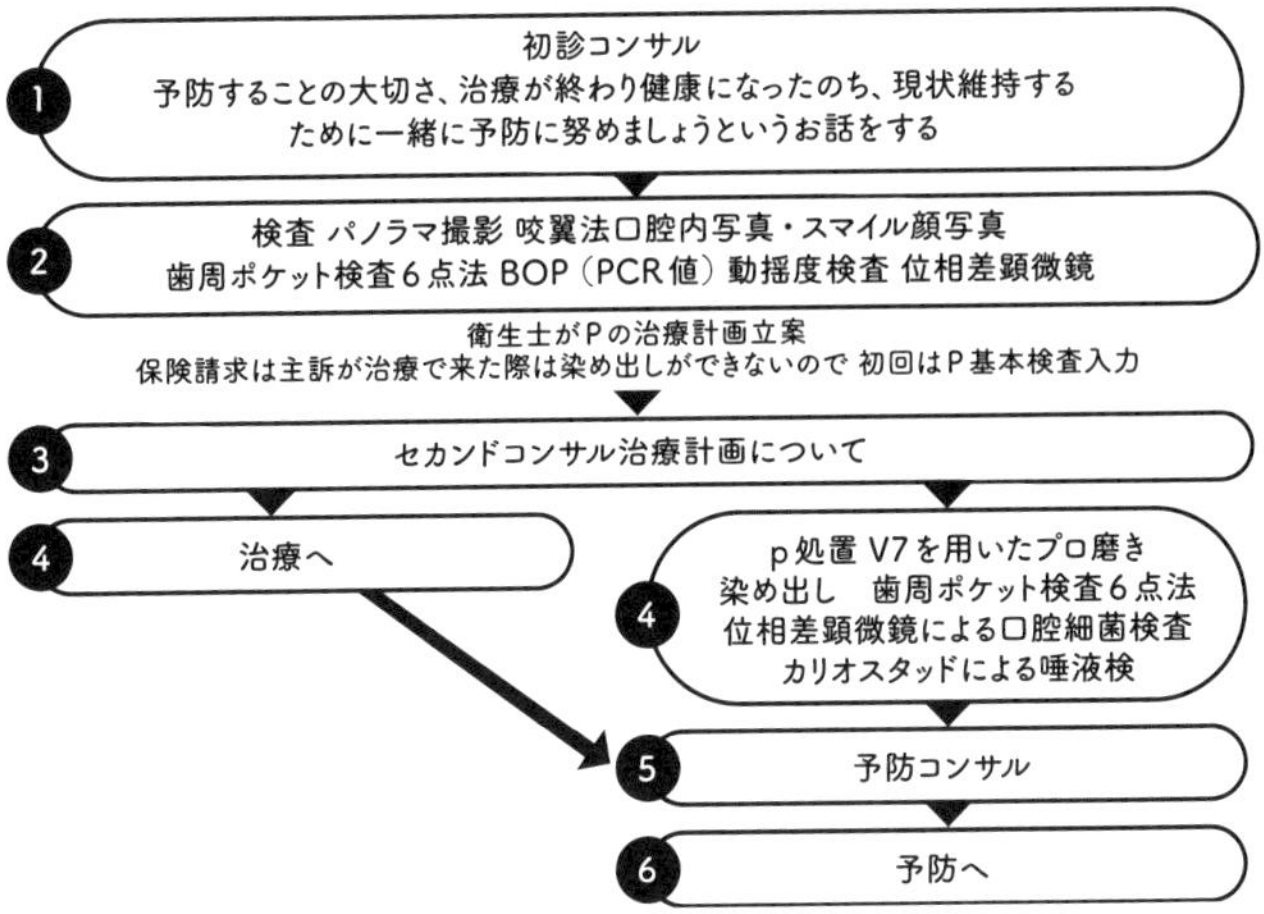

基本的に初診コンサルから各検査、検査結果のお伝えまでを歯科助手と歯科衛生士が担当し、最後にドクターが呼ばれるという流れをとっています。初診の次に来院する際は、歯科助手がセカンドコンサルを担当し、ドクターが立てた治療計画をお伝えします。

治療が不要の方、治療を終えられた方は、歯科衛生士による歯周治療を行います。当院では、V7という歯ブラシを使ったプロ磨きを必ず初めから歯周治療に入れているのですが、たくさんの患者さまに気持ちがいいと言っていただく人気の工程です。

最後に治療がすべて終わったら、あらためて治療が終わったこと、今後は予防をしていくことが健康の維持に大切だということ、また一緒にがんばりましょうという予防コンサルを行います。予防コンサルは、歯科衛生士、歯科助手のどちらも対応できます。健康な歯を維持していくために、どのようなことをしていくのか。当院は基本的にすべて保険診療で、金額はどのくらいかかるのかなど、これからのことをわかりやすく丁寧にご説明していきます。

その後は、3か月に1回、予防で通院していただくサイクルに入るわけですが、まだまだ「痛くならないと歯科には行かない」という考えの患者さまも多くいらっしゃいます。そのような方が、これまでの習慣をいきなり変えるのは簡単ではありません。患者さまも心の準備が必要なのです。そのため、初診の段階から、繰り返し丁寧に予防の大切さをお伝えして、予防歯科をスムーズに浸透させていくための土台づくりに重きを置いています。

繰り返し時間をおいて刺激を与えることで、意識を変え定着する

私たち歯科医院側は、予防が大切とお伝えすることはできても、毎日患者さまの歯やケアを見ることはできません。少なくとも次に来院するまでの3か月間は、患者さまご自身で自分の歯をきれいに保っていただく必要があります。

何でもそうですが、自分1人でやるとなると途中で面倒になってしまったり、雑になってしまったりしがちです。そんな患者さまに、「自分の歯の健康は自分で守るんだ」という意識を持っていただくために、当院ではとにかく患者さまを「褒める」ことを徹底しています。

「先月よりも、磨き方が上手になっていますね!」
「いつも歯垢がつきやすかった歯が、今回はとてもきれいですよ」

そんなふうに良いところはどんどん見つけて褒める。すると、多くの患者さまには笑顔がこぼれ、「嬉しいわ」「これからも歯磨きがんばってみるよ」とやる気になってくださるのです。それが私たちも嬉しくて、当院のドクターもスタッフも、良いところ探しの達人というくらい、褒め上手ばかりになりました。

とはいえ、状態が良くなっても、毎回来院のたびに予防の大切さをお伝えすることは変わりません。

小児専用の早期予防矯正治療法「マイオブレース」の日本の総本山である塩田雅朗先生からは、「繰り返し時間をおいて刺激を与えることが、意識を変えて定着化につながる」というお話をよく伺います。矯正治療中の子どもの中には、矯正装置になかなか慣れなかったり、装着を嫌がったりする事例も多々あります。

そんなときは、子どもへの言葉かけ、装置の使用といった刺激を、時間をおきながらくり返し与えるのだそうです。それでも効果が出なければ、その強さを調整したり、時間を増やしてみたりしてみる。人の意識を変えて定着させるには、シグナルとして刺激の頻度、強さ、時間が大事であると教えていただきました。

ですから、当院のコンサルにおいてもそれを実践しています。繰り返し伝えることはもちろん、人によってはもう少し心に響くような説明の仕方を工夫してみますし、時間をかけてより丁寧な説明を選択することもあります。

根気が必要な場合もありますが、「口から健康になって、幸せで楽しい毎日を送るために、一緒にがんばりましょう」という思いを込めて、スタッフそれぞれが日々予防コンサルに取り組んでいます。

いかがでしょうか。「難しい」と感じた方もいらっしゃるかもしれませんが、このサイクルを1回つくってしまえば、運営はグンとラクになります。まずはこの「仕組み」を覚えていただけたら幸いです。

第3章

予防歯科を成功させる「はじめの一歩」

第2章では、当院のコンセプトである「宇宙一の予防歯科」を始めるまでの経緯とその内容をお伝えしました。

第3章以降では、いよいよ具体的に予防歯科を始めるためには「どうすればいいか」をお伝えします。本章ではその「はじめの一歩」として何をすればいいかお話しします。

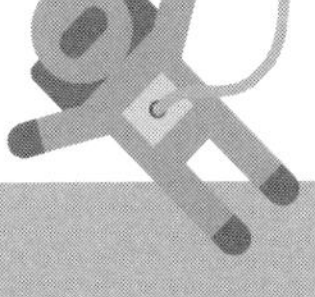

どう始めたらいいか？『心を決め、一歩を踏み出すだけ』

「予防歯科中心の医療が大事なことはよくわかった」「だけど、まず何をすればいいかわからない……」。さらには「スタッフさんの中でまず誰に話をすればよいのでしょうか？」という質問もよく受けます。

そういった先生方にまず私は、「先生、まずは〝予防歯科中心に絶対変えるんだ〟と心に決めてください」とお伝えしています。

そう言うと、たいてい「え？」という反応をされますが、実際、院長先生のマインドをチェンジするのが一番大事なのです。言わずもがな、経営上の方針を決定するのは院長である皆さま方の仕事です。その院長先生の気持ちがしっかりと固まらなければ、ついていくスタッフたちも迷ってしまいます。

「どんなことがあっても予防中心に変えていくんだ」と決め、それを事あるごとにスタッフたちに宣言するといいでしょう。

それができたら、まず行うべきは「予防のためのチェアを増やすこと」です。おそらく皆さまの医院では、そのほとんどが「治療チェア」になっているはず。そうではなく、「予防チェア」をいったん作ってしまうのです。

チェア5台の場合、目指すは予防チェアを3台、治療チェアを2台にすること。もちろん医院さまによって台数も異なるでしょうし、予防を始めたばかりはそうはならないと思います。なので、まずは理想値を持っておきましょう。

その状態が安定し、さらに予防に移行する患者さんが増えたら、その次は予防チェアを4台にして治療チェアを1台にします。ここまでくれば、予防中心診療がずいぶん浸透しているはずです。

ぜひ「心を決める」、その後は「環境を変える」ことを意識して日々の診療に取り組んでみてください。

ところが、そのようにお伝えすると「予防歯科診療には患者さんの意識変更が大事だから、必要な歯ブラシなどを決めたほうがいいのではないか」とか、「患者さんへの指導方法や術式はどうすればいいのだろう」と「外側」に目が向く医院さまがいらっしゃいます。

しかし、それはもっと後で決めることです。

言うなれば、患者さんに提供する道具類や、歯科衛生士さんが行うクリーニングなどの手技は「変化する」もの。その「変化するもの」に対してあれこれ考えだすのは時間の無駄になってしまいます。

少し話はそれますが、矯正も今に至るまでさまざまな手技が生まれてきました。「マクローリン先生のブラケットがいい」「いや、デーモン先生の作ったブラケットがいい」といっても、一概に「これがいい」とは断定できません。

その人によってワイヤーの太さの相性もありますし、場合によっては所属しているグループの決まりで使用する材料が決められていることもあります。

また、材料を売るプロモーターとして企業が努力しており、ベストセールスマンのドクターをチヤホヤする態勢もあります。そのため、何がベストなのかさまざまな価値観が混在し、表面的にはドクターにも患者さまにも善し悪しがわからない時代となっています。

このことは予防歯科にも同じことが言えます。

すなわち「どんな道具を使うか」で止まってしまうより、「なぜ今これをやるのか」にフォーカスし、まずは一歩を踏み出すこと。よく私は、予防歯科のスタートを「オセロ」にたとえています。

オセロは誰でもできる簡単なゲームですよね。黒の石と白の石に分かれ、相手の石をはさんでひっくり返し、最終的に石が多いほうが勝ちという、シンプルなルールです。

予防歯科もオセロのようにシンプルなルールで始められるのです。ご自身でハードルを上げるのではなく、「なぜやるのか」に集中し、環境整備から始めていただければと思います。

年商1億円はコピペで可能

環境を整えることの他にもう一つ、重要なことがあります。それが「スタッフたちへの説明と同意」です。前述したように、予防歯科中心にしていくためには、スタッフたちの活躍がコアになります。そこで私たちは予防歯科中心にする前に、スタッフたちに2つのことをお話ししました。

1つは、歯科医の平均年商についてです。

第24回の経済実態調査によると、個人経営でチェア3台によって年商4700万円程度、法人経営の場合はチェア5台で年商1億1000万円程度とのことです。

しかし、実際は年商3600万円歯科医院が一般的だと、スタッフたちに説明しました。すると、月に300万円の売上で1日に15万円の収入が必要となり、そこから1日の来院数が20人程度の歯科医院ということになります。

これが1人の先生で診られる限界でしょう。

そこで私は、もう一歩進んで話をしました。

「1人で1日20人の患者さんを診るのも一つの方法だけど、私が目指すのは〝みんなで多くの患者さんを診て、結果的に多くの売上をあげる〟こと。それが私の歯科医院経営なんです」

「それを実現するためには、仮に年商1億円の歯科医院だと月800万円の売上で1日の売上げが40万円程度。1日の来院数が50人だと、衛生士さんも何人か雇えると思うの」

そう言うと、スタッフさんたちは「先生がそう思うならその方向でやりたいです」と快諾してくれました。ドクターを雇うのではなく、歯科衛生士さんを雇って年商1億円を目指したい。

その思いを率直に話したのがよかったのかもしれません。既存のスタッフたちもより一層、「スキルアップに励もう」と意欲を見せてくれました。

もちろん、これまでの医院の変遷を嫌というほど見ているスタッフたちだからこそ、一致団結したという側面はあります。おそらく私も、茂原の分院をオープンした当初は、「予防診療を中心にする」ということは念頭に置いていませんでした。本格的に予防歯科中心にするまで、約2年かかりました。

そのため、これから新しく医院を開設する場合、来てくださった患者さまを治療し、予防に移し、そこから予防診療で経営が安定するまでには、少なくとも1~2年は見ておいたほうがいいかもしれません。

前章まででもお話ししましたが、「歯の健康には予防治療が大事」というのは今や患者さんでも知っています。しかし、いくら予防が大事だと知っていても、それを行動に移すのは難しいもの。「予防のために3か月に1回通院している」という習慣化にまで到達するのには、患者さん側も「理解する」時間が必要です。

しかし、いったん予防歯科診療にすれば、1億円の売上は十分達成することができるでしょう。

患者さんの大半が「リピーター」なので、ある程度売上の予想を立てることができます。しかもそれが安心材料となるため、自費診療をむやみにおすすめしなくてもよくなります。「自費診療頼み」の経営から抜け出すことができるのです。

ちなみに予防歯科診療を始めてから、私自身の矯正の自費治療も、無理に患者さんにおすすめすることはなくなりました。保険診療の安定的な売上があるため、「矯正のやる気のある患者さまだけを丁寧に診療する」スタイルにシフトしました。これは患者さんにとっても、私にとっても、大きなメリットがあると感じています。

これは何も、私たちに特別な才能があったわけではありません。ただ淡々と「予防歯科診療を行うんだ」という意識の積み上げていった結果です。極端な話、年商1億円であれば、「その方法をコピペすれば可能」とすら感じています。

そしてリピーターで満たされた予防中心型医院では、クレーマーのような患者さまを見かけなくなります。お互いにリスペクトしあえる患者さまが定着してくれます。これも働きやすい職場づくりの一つなんです。

大切なのは「今の医院ですぐにできることから始めること」

さて、ここまで予防歯科診療にチェンジするための行動についてお伝えしてきました。が、前述したように「患者さんの定着が先で、予防歯科診療に今すぐは着手できないかも」という場合もあると思います。

しかし、そこで足を止めてはいけません。まず「すぐできること」に注目してみましょう。

例えば私は、予防歯科がそこまで浸透していない頃から、スタッフさんたちが活躍する環境を整えるため、「医院内での術式や流れを統一すること」に取り組みました。そうすることで動きの無駄やムラがなくなり、質の高い医療を提供することが可能になりました。

さらに取り組んだことの一つが、「担当制の廃止」です。

現在でも多くの医院さまが担当衛生士制をとっていると思いますが、これらは「いつも同じ衛生士さんが診てくれる」という安心もある代わりに、情報が属人化してしまいがちで、「患者さんをその人しか診られない」ということに陥ってしまいがちです。

当院の場合は人手不足になってしまい、やむを得ず「担当制」を廃止した経緯もあるのですが、蓋を開けてみると「担当制じゃないからといって患者さんは来なくならない」ということがわかりました。

もちろん、「スタッフ全員で患者さんを診る」という意識共有が大前提ではありますが、嬉しい誤算でもありました。

非担当制のメリットは、患者さんの情報をスタッフ全員が共有しているため、「誰が診ても同じ」という体制になれること。それと併せて、複数ドクターによるチーム制医療を行っているため、何かトラブルがあってもすぐに対処できるのも大きなメリットだと考えています。

他にも、患者さまのお支払いいただく代金に対して、同じメニュー、同じ術式、同じサービスになるよう統一しています。スタバに行ったときに作る人により味や量が違ったらクレームがきますよね。医療ではよくあることで、そこを改善する努力をしています。

そうすることで、急な病欠など休みやすい環境整備につながり、長期で働きやすい職場となっています。

また、教育体制についても充実させました。例えば、入ったばかりの歯科助手や歯科衛生士には特に丁寧に指導し、「何か困ったことがあったらすぐに教えてね」「期待してるからね」と伝え続け、先輩に聞くことが怖くないようにしました。

結果、仕事に対する意識が高まり、「次に何をすればいいか」指示待ちではなく、主体的に動けるようになりました。

細かいことかもしれませんが、こうした環境づくりを整えていったことで、歯科助手や歯科衛生士が能動的に動く予防中心の歯科医院となり、ドクターは治療に専念することが可能になったのです。いざ予防の患者さんが増えても、しっかりと対応できる体制を整えることができました。

教育体制の見直しや、担当制の廃止など今すぐにできることは必ずあるはずです。ぜひ、それらを見つけることから始めていただければ幸いです。

予防歯科を成功させるための5つのルール

これまで院内環境を整えてきたのですから、せっかく予防歯科中心診療を導入するなら成功させたいですよね。さて、成功するためには5つのルールがあると考えています。

① 事前検査を行い、結果を患者さまにフィードバックする
② 院内で手技と流れを統一する
③ 明るい雰囲気づくりを徹底する
④ 今回行ったことと次回のご案内を診療中に必ず行う
⑤ 日々勉強と研鑽を積み、努力し続ける

一つずつ見ていきましょう。

1 予防歯科にはまず、丁寧な検査が重要です。

これは患者さんに検査によって「現状を知ってもらうため」。患者さまの中には「しっかり歯磨きをしているから歯医者に行かなくても大丈夫」と思われる方も多いものです。

しかし、自力で落とすことのできる汚れは60％程度。デンタルフロスや歯間ブラシを使用することで、最大80％までは汚れを除去できるといわれています。

どうしても残りの20％の汚れは歯科医院で行う「プロ」のケアでしか、落とすことができないのです。患者さんの口腔内を検査し、現状を知ったもらったうえでプロケアの重要性をお話しすると、より納得感が高まります。

2 院内で手技と流れを統一することも、とても重要です。

患者さんのクリーニングを含む予防治療を行うスタッフは、全員が同じ手技と流れを統一しています。よって、提供する医療のバラツキもほとんどありません。このことが患者さんの安心感にもつながり、「また来よう」という意識にもつながっているのです。

3 明るい雰囲気づくりも欠かしてはいけません。

当院の院内は、開放感のある内装で、入口は「スロープ」を設置するなど、バリアフリー設計となっています。また、院内は土足ＯＫのため、靴を履き替える必要もありません。お年寄りの方、足の不自由な方、車椅子を利用されている方も気軽に来院していただけます。

さらには「キッズルーム」も完備しており、キッズスペース要員が常駐。安心してお子さまを預けられるよう、配慮しました。特に子どもを持つお母さんの中には、「少しの間、子どもを見てもらうだけでもラクになれる」という方もいらっしゃいます。「ほっとできる場所」「居心地のいい空間」ということが通ううちにインプットされ、自然と足が向くようになるのです。

4 次回の診療案内をすることも、忘れてはいけません。

予防医療では主に溜まった歯石や歯垢を除去するのですが、この処置をただ「行った」という説明では、患者さんの納得感を引き出すことは難しいもの。

例えば男性患者さんなら、「今回もがんばっていただき、現在の状態を保てています。今日もいらしていただき、とても綺麗になりましたよ！　プロケアはヤニ汚れ、茶渋などの着色も一緒に除去できるので、本来の歯の白さに近づけることができるんですよ！　そして何より、うちのプロケアを受ければ受けるほど歯面がつるつるになり汚れがつきにくくなります」

「また、定期的（3か月に1回）にクリーニングに通うことで、むし歯や歯周病予防もできます」

そうやって、予防に来てくれたことのメリットと感謝を伝え、次回のご案内へと促します。すると「また来たほうが自分にとってメリットが大きいんだな」と改めて認識できるのです。

5　そして5つ目は、勉強と研鑽をおしまず、スキルアップの努力を惜しまないことです。

医療の技術は日々進歩しています。患者さんに最高の予防歯科診療を体験していただくためには、技術を向上させたり、予防歯科の最新知識を得たりといった勉強も忘れてはいけません。

当院は宇宙一の予防歯科をミッションに掲げ、定期的に勉強会に参加し、「このセミナーは有意義だな」と思ったものには積極的にスタッフにも勧め、参加してもらうようにしています。インプットは大切です。外部からの刺激は善くも悪くも進化には必要な要素です。外の方の話は、聞くだけでも本当に刺激になります。

この5つは、いざ実践しようとすると大変な部分もあります。しかし、それと同時に大きな成功をもたらしてくれるものでもあるのです。

予防歯科を成功させるための段階的思考

前項では予防歯科を成功させるための5つのルールについて見てきましたが、予防歯科を成功させるためには「段階的思考」も覚えておく必要があります。

というのも、予防歯科を患者さんに浸透させていくには「予防初期」「予防中期」「予防後期」の3つの段階があるからです。ではそれぞれがいったいどんなものなのか、具体的に見ていくことにしましょう。

まず、「予防初期」の期間です。

この期間は「予防歯科」という強い意思を医療者側が持ちながら、患者さんの意識が変わるのを辛抱強く待つ我慢の時期です。

歯科医院に来る最初のきっかけは歯の痛みや違和感です。そのため、まずはこの症状を取り除くことが先決になります。この間はドクターの活躍が一定数必要となります。処置枠を増やし、患者さんをストックするようにしましょう。その間に、予防処置の手技を統一するなど、院内での仕組みをつくっていきます。

予防初期の段階で最も注意したいのは、「仕組みづくりを疎かにしない」ということです。

在籍する歯科衛生士さんは、手技や使用材料が異なっていませんか？　経験年数による技術力に大きなバラツキが出ていませんか？　治療のタイムスケジュール、流れも含めこれらが揃っていないと、何度も言っているように提供する医療の質にバラツキが出てしまいます。

実際に当院でも、先輩から後輩に手技を教える際、人によってやり方が異なっていたため、「いったいどの方法が正解なの？」と迷ってしまい、上達が遅れたという事例もあります。そうならないためにも、先輩たちの手技や考え方を統一させておく必要があります。

多くの医院で勘違いされているのは、担当制で患者さまを診ることがよいことだと考えられていることです。そうではなく、本当に働きやすい職場とは「歯科衛生士に何かがあった際、急に休める職場」だということです。

長期で働くスタッフのために体制を整えることがもっとも大切なことなのです。勤めはじめ頃は独身だった衛生士も、やがて家族ができ、子どもを育て、親の介護との両立をしながら仕事をします。自分以外の家族が理由で急に休みが必要になったり、愛するペットの急な事情があったりで、休みを必要とするケースがあります。

まじめで素晴らしいスタッフが罪悪感なく休める体制を整えることは、「長くこの場所でがんばってくれる」ことにもつながります。その準備こそが、手技・流れの統一と担当制にしないということです。

長期で勤務してくれるスタッフは、必ず患者さまにも医院にとっても信頼すべき存在になります。

長期で働ける仕組みづくりは基盤として必須です。しかし、それ以上に大切なのは衛生士さんに自分の職場と仕事に自信を持ってもらうことです。

まずここで衛生士さんが気にするポイントは、自院の消毒滅菌についてです。自分の家族が通えるレベルの清潔不潔、消毒滅菌体制にしていくことが、自院に自信を持つきっかけになります。

「医院の予防処置を好きになってもらう」ことです。「やっていて楽しい」「やりがいがある」と思ってもらうためにも、しっかりと患者さまに感謝していただけるような仕事をした結果、患者さまからの嬉しいお声をいただけたら、それが一番の励みとやりがいへと変化します。

次に予防歯科の正念場となる「予防中期」についてです。

予防診療が軌道に乗り出すと、そのためのチェアも増やさなければいけなくなりますので、同時間に受付に集中する患者さんが増えてきます。

そこで、受付に仕事が集中するのを防ぐために、データや予約システムなどをデジタル化することも視野に入れましょう。それとあわせて説明資料の充実化と、歯科助手のコンサル力を向上させることも必要です。

患者さんから受ける不満の多くが「何をされたのかわからない」「今日の治療の説明をされていない」「何回通う必要があるのか」「待たされるのが嫌」といった内容です。

特に問題なのが、提供側と患者さんの認識のとり違いです。患者さんは、こちらが「説明した」と思っていても、「説明を受けていない」と思うこともあるからです。

そうした認識の食い違いはクレームにもつながってしまい、来院意識を減らしてしまいます。そこでぜひ行っていただきたいのが、「部屋を用意し、コンサルを行う」とご説明することです。

コンサル室を利用し、「今から○○さんの△△についてのコンサルを行うのでご案内しますね」「じゃあ今から○○のコンサルを始めます」「○○さんのコンサルを終わりにします」と伝えることで、「きちんと説明してもらった」と患者さんは思うもの。同じ内容の説明であっても「説明」ではクレームが多くなり、「コンサル」を使うと患者さんには納得していただけるのも、長年続けてきて発見しました。

大事なのは、リピートしてもらえるような工夫をすること。言い慣れないかもしれませんが、ぜひ「コンサル」という言葉を浸透させていただければと思います。

また、「予防中期」は歯科衛生士を確実に増やす必要があります。人数が増えることで、衛生士さん側も休暇が取りやすくなったり、働きやすくなったりして、結果働くモチベーションも向上します。

一方、衛生士さんが不足している場合、いつも目の前の患者さんに追われてしまい、なかなか手技の振り返りをすることもできません。ドクター側も「辞められたらどうしよう……」という思いが先に立ち、言いたいことも言えなくなりがちです。

しかし、衛生士さんを十分に確保できると、こうした意識は解消されます。また、やる気がある衛生士に対しては、厳しい指摘をする場面も重要です。

「それはわかるけれど、余剰な歯科衛生士を抱えることでコストがかかるのでは……」と懸念されるかもしれません。しかし、心配はいりません。

手の空いた衛生士さんは、同じく手が空いているドクターと一緒に訪問診療を始めればよいのです。「余った人材も積極的に活用する」ことを念頭に置けば、スタッフさんはむしろ少し余るくらいいるほうがいいのです。

最後は「予防後期」について。この時期は医院の拡張をするか、医院にあった患者さんの厳選をするか考える時期でもあります。

極端に言えば、チェア5台で拡張できないところに関しては、究極にアポの取りにくい曜日・時間帯は1回でも無断キャンセルした人は二度とそのサイクルに入れないくらいです。

すると、絶対に休まずに来院してくださるリピーターの患者さまが定着してくださります。

この時期になると医院は最少人数で運営可能となり、歯科医師は好きな治療をゆっくり堪能できて、精神的なゆとりから患者さんの信頼度も向上します。

3段階に分けてお話ししてきました。「予防後期」に到達するまでは長い道のりと思われるかもしれませんが、これまでお伝えした方法を実践すれば、確実に利益を出すことができるようになります。こちらにのっとって進めていただければと思います。

スタッフにできる限りのことをする「返報性の原理」

本章では、予防歯科診療を始める「はじめの一歩」についてお伝えしてきました。「いかにスタッフの働きが重要か」おわかりいただけたかと思います。しかし、スタッフの教育に力を入れても、「急に辞められる」ということも経験されるでしょう。

「あんなに丁寧に教えたのに」「時間と手間をかけて教育したのに……」そう思う気持ちもよくわかります。私もうちのスタッフも、そんな思いをたくさんしてきました。

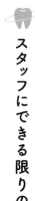

しかし、その後悔の多くは「もっとできたはずなのにやれなかった」という後悔からくるものではないでしょうか。

以前、スタッフがここのクリニックを去り、人の大切さを痛いほど感じた時期がありました。そのときに自分に誓ったのです。

「見返りを求めず、自分ができる最大限のことをやろう」

「ドクターは自分の子どもだと思って接し、徹底的に可愛がろう」

という2つのことを決めました。「もう同じ失敗は繰り返したくない」そう思ったからです。

そう決めた頃、ちょうど高齢の男性患者さんから、山本五十六さんの言葉を教えてもらいました。

「先生、人の教育っていうのはね、

『やってみせ、言って聞かせてさせてみて、ほめてやらねば人は動かじ』

『話し合い、耳を傾け、承認し任せてやらねば、人は育たず』

『やっている姿を感謝で見守って、信頼せねば人は実らず』
ということに尽きるんだよ」

その言葉を聞いたとき、「ああ、人を育てるってこういうことなんだな」と感じたのです。自分で決めた2つのことに加えて、
「何回も何回も自分で手技を教える」
ことを決めました。教えてある程度できたらちょっと任せてみる。そしてできているかどうか確認する。その繰り返しで今いるスタッフたちを育てました。

この3つのことを守ってから、それでも辞めていくスタッフには、後悔が残らないようになりました。むしろ辞めていく際、すがすがしいとさえ思えるようになったのです。

私はここまで来るのにずいぶんかかってしまいましたが、きっと皆さんなら、もっと早くこの境地にたどりつけるはず。ぜひ、かけがえのないスタッフとともに、素敵で楽しい「働く時間」を過ごしてもらいたいと思っています。

第4章

予防歯科で失敗する医院の特徴

予防歯科を浸透させると決め行動していくと、徐々にスタッフの気持ちも行動もひとつになり、患者さまの対応もスムーズになってきます。しかし、予防歯科を本当の意味で浸透させていくにはやはり「失敗」はつきもので、そのほとんどが「人間関係によるもの」なのです。

特に歯科医院は女性ばかりなので、男性ドクターからすると気を遣う場面も多いでしょう。本章では、失敗しがちなポイントをいくつかご紹介したいと思います。

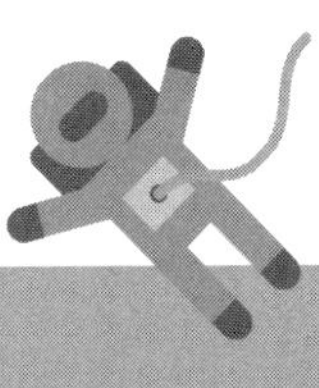

相談を頻繁に持ちかけてくるスタッフの意見を優先するのは危険

まず、もっともよくある失敗パターンは「スタッフ間でのトラブルによるもの」です。ご存じのように歯科医院は女性スタッフが8割以上を占め、人数が多くなるとグループ間の対立なども起こりやすくなります。

そうした中で注意したいのが、「積極的に発言するスタッフの意見ばかりを採用する」ことです。「積極的に意見を言うなんて、やる気があっていいのでは？」と思うかもしれません。しかし、そうではないのです。

かつて当院でもよく発言する、また私に相談を持ちかけてくるスタッフさんがいました。

「○○のやり方はやりにくいので、◆◆の方法がいいと思います」「△△さんは患者さんと話し込んでしまう癖があるのですが、どうすればよいでしょうか」など、さまざまな相談や意見を持ち込んできてくれました。

最初のほうこそ私もうんうんと話を聞いていて、「この子はやる気があっていいな」と思っていました。自分の中では他のスタッフさんの意見も中立に聞いていたつもりだったのですが、次第に「この子の話はすべて正しい」と思うようになっていました。

単純接触効果の法則ではありませんが、話す回数が多くなったことで心理的にも距離が近くなったのでしょう。他の人から違う意見が出ても「あの子の言っていることのほうが正しいはず」と、認知のゆがみを起こしてしまったのです。

当然ながら、スタッフさんの意見はあくまでひとりの意見でしかありません。院内で起こっている問題が本当にそうなのか、正しいとも限りません。その結果、他のスタッフさんとの関係が悪くなり、離職するスタッフさんを見送ることになってしまいました。

このようなことにならないためにも、まずは「頻繁に相談や意見を話してくるスタッフには注意すること」を徹底してください。そのうえで、次の2つを意識してほしいのです。

ひとつは、相談された場合は、その事柄は「一人の意見である」と強く認識することです。その場では共感してもうのみにするのではなく、必ず自分で事実を確かめるようにしましょう。

そしてもうひとつが、他のスタッフさんにも同様の内容を尋ねることです。「あるスタッフさんからこう聞いたんだけど、あなたはどう思う？」と、自分から情報を取りにいくのです。

そこで両者の意見が食い違った場合も、否定してはいけません。それはそれとして受け入れることが必要です。両方の言い分をしっかり聞き、客観的に判断する癖をつけたいものです。

「そんなこと、当たり前なのでは……」と思うかもしれませんね。しかし残念ながら、ほとんどの男性ドクターは、よく話をするスタッフさんの言うことをうのみにしがちです。「この人がこう言ってきたからそうなんだ」と相談者の言葉を疑おうとしないのです。

この大きな理由は、ドクターは育ちがよく、人を疑うことを知らない「人の好さ」にあると考えています。また、男性は女性の口の達者さにはかなわないことがほとんどで、何か言われても言い返すことはできません。複合的な理由から、一人の意見に偏ってしまいがちなのです。

一方でこのように近づいてくる女性は社会に揉まれ世渡り上手なので、どのように話したらドクターが自分の思い通りに行動してくれるのかを熟知し、操るのが得意なのです。これは同性だから気づける、という部分もあるのかもしれません。

では、そうしたトラブルを避けるためにはどのようにすればいいのでしょうか？

それは、出勤してくるスタッフと全員、同じ時間だけ話すことです。どうしても話しやすいスタッフとばかり話していると、他のスタッフから見ると不公平なドクターという印象を与えてしまいます。その点、全員と話すことができれば、特定のスタッフに肩入れすることもなくなり、また普段話をしないスタッフとの絆も深まります。

女性はどうしても特定のスタッフに対するひいきには敏感です。無用なトラブルを避けるためにも、1日1回短時間でも全員で話す、を徹底するようにしてみてください。

噂話はたいがい事実と異なると心得て

失敗事例で次に多いのが、「噂話を信じてしまう」ことです。この噂話はどこでつくられるのかというと、伝言ゲームに参加することで生まれてしまうのです。

あるあるの事例を1つご紹介しましょう。

スタッフAさんがBさんに「Cさんのことちょっと苦手なんだよね」と軽い気持ちでつぶやいたことがありました。もちろんAさんは、Cさんをおとしめたい気持ちも、Cさんに変わってほしいなんてことも思っていません。ただただ、「今日も疲れたよね」というくらいの延長線上でBさんに話しただけなのです。

しかし、それを聞いたBさんは、Dさんに「AさんがCさんにいじめられたらしいよ」とやや誇張した話をしてしまいました。

なぜかと言われると、それは「女性のリップサービス」という部分が大きいような気がしますが、いずれにしても最初の話と全然変わった内容で人に伝わってしまうのです。

さて、この場合、Dさんが噂話を信じない人で「ふうん、そうなのね」で済ませればいいのですが、なかなかそうはなりません。

「Cさんってひどいね、ちょっと私が注意するよ！」なんて、Dさんは思ってしまうと、さあ大変です。

Dさんは Cさんに「みんながあなたのことをうざいって陰で言っているよ」「Aさんをいじめているなんて、他にもいじめている人がいるの?」なんて、もはや事実とかけ離れたところでバトルが始まってしまうのです。

Aさんはびっくりですよね。「え、なんのこと?」と頭はハテナマークでいっぱいになってしまうはずです。

何気ないたった一言が、こうまで変わってしまうこともあるのです。そう思うと噂話というものは、たいがい嘘と誇張でできている、ということがわかります。

さて、そんな無用なトラブルを生む噂話を断ち切るためにはどうすればいいのか。まずはあなた自身が、「噂話は信じないからね」という毅然とした態度を持つこと。そして、伝言ゲームに加担しないことです。

実は私自身も、かつて噂話に巻き込まれた経験があります。

「先生の悪口をスタッフさんが言っていましたよ」とか、「この医院の○○の仕組みで、みんなに不利益なことをしているって○○さんが言っているのを聞いたって話していたよ」とか、いろいろなことを言われました。

そのたびに私は、「みんなを不利益にするようなことはしていません。というか、陰で言わないで、聞きたいことがあったらみんなの前で私に聞くようにして」と言い続けていました。

そうやって続けた草の根活動が実を結び、いつしか噂話は流れなくなりました。大事なのは、「人から聞いた噂話は100%信用しないこと」です。当たり前のことかもしれませんが、再度心にとめておいていただけたら嬉しいです。

何年かに1人はトラブルスタッフが紛れる

これら人間関係での風通しがよくなってくると、スタッフさんたちも働きやすくなり、パフォーマンスは上昇する傾向にあります。しかし、そうやって気をつけていても、残念ながら何年かに1人はトラブルの元凶となるスタッフが紛れ込んでしまったり誕生します。

では、そのようなスタッフにはどのような特徴があるのでしょうか。

トラブルの元凶となるスタッフの特徴は、ズバリ、他のスタッフの悪口を常に言っており、「よく院長に話しかけてくる」ことです。

「自分はこんなにがんばっているのに、○○さんはやってくれない」と同情をひく場合もあります。常に「自分は正しくて、相手が悪い」と本気で思っています。

このトラブルメーカーさんは、仕事ができないわけではなく、むしろ人一倍がんばり屋さんの面も持っています。患者さんからの評価も悪くはありません。

そのため、育ちのいい院長先生は、このトラブルメーカーさんの言葉を信じ込んでしまい、「あの人はいつも自分のために話しかけてくれて尽くしてくれるのだから、絶対正しい」と、いわば策略に院長もハマってしまうのです。その結果どうなると思いますか？

トラブルメーカーさんの言葉を信じ込んで味方になると、他のスタッフに対して注意するようになります。当然、注意を受けたスタッフは「先生、事実とは異なることがあるんですけど……」と言い返します。

しかし、すっかりトラブルメーカーさんのことを信じ込んでいる院長は、聞く耳を持っていません。「この先生には何を言ってもダメだ……」と、スタッフは心を閉ざしてしまうようになるでしょう。

当然、院内の雰囲気は最悪で、ミスも連発するようになります。しかし、院長はなぜこうなったのか気づきません。

そして、賢いスタッフさんから1人また1人と辞めていきます。そうです、トラブルメーカーさんを残して周りのスタッフがどんどん辞めるという悪循環に陥ってしまうのです。

残念なのは、このようなトラブルが発生する前にドクターに注意を促したとしても、渦中にいるドクターが深刻な事態になっていることに気づかないことです。

以前、トラブルメーカーさんの存在によって組織が崩壊してしまったドクターの奥さまに、「離職が止まらなかった時期、先生はどういう状況だったのでしょう？」と聞いたことがあります。

奥さまの話では「この女性の言うことを聞いておけば、全部面倒なことをやってくれる。自分は何もしなくていいからラクができる……そう思っていたはずです」と教えてくださいました。まさに本質だと私は感じました。

実際、トラブルの渦中にいるときは、こちらが何を注意しても伝わりません。大切なのは「何も問題がない」ときに、こうしたトラブルメーカーが来る場合がある、と伝えておくことだと感じています。

事故や災害を防ぐことができないように、こうしたトラブルも人がいる限り、ある意味避けようがないことでもあります。しかし、日ごろから備えておくことで、いざトラブルが起こったときに心構えができます。それだけでも随分対応が変わると私は感じています。

また、今まで感じが良かったスタッフも、年齢とともに体や心の病気から変わってしまうことがあります。事前に「人は年齢とともに変わるものだ」という認識をスタッフに伝えておく必要があります。

ミスは減らすべきだが、犯人探しよりシステムを改善する

院内の人間関係についてのトラブルについてお話させていただきましたが、予防歯科を浸透させていくうえで忘れてはならないことが、もうひとつあります。それは、「アポミスや機器のエラー」への対応です。

昨今では歯科業界もデジタル化が進み、設備や制度の移行も多くなりました。例えば当院では、このたび紙の診察券を廃止し、診察券をスマートフォン内の

アプリに変更しました。QRコードをかざせば受付ができ、カルテも同時に出てくるため、受付の省力化にもつながったのです。

ところがあるとき、当院のシステムにQRコードをかざしても患者さんのカルテが表示されず、45分も患者さんを待たせてしまったのです。

これは明らかにこちら側の不手際です。院内もその対応に追われ、予防で来られている患者さんにもご迷惑をかけてしまいました。

これでは本来のパフォーマンスが発揮できません。そこでエラーが起きたときの解決策として、トラブルが起こったときのフロア管理者を決定し、さらにトラブル時に患者さんが来院しているかどうかを確認し、その後の対応をどうすべきか細かなフローも設定しました。

当初は、トラブル発生時に院内に患者さんがいない場合、患者さんの家に電話をするというルールだけを決めていました。

そうした「取り急ぎ」で作ったルールの下で、再び同じエラーが発生したのです。

QRコードで受付をしたにもかかわらず、モニターに「患者さんが来院していない」という間違った表示がされ、現場は大混乱に。デジタル化の弊害ともいうべきトラブルでしたが、再度当院ではルールを変更しました。

前提として、機器はエラーを起こす可能性があり、来院しているのにモニターには「来ていない」という表示がされる場合があるということ。それをわかったうえで、該当の患者さんが来院していない場合、「1時間枠の予防歯科でお待ちの○○さま、ご案内します」と待合室で1回コールし、それでもお返事がない場合、家に電話し、確認を取るようにしました。

それなら、「確実に来ていない」ことがわかり、こちらも患者さんの来院の有無を明確に知ることができます。

このように、便利なツールを入れたとしても、それは完ぺきではありません。

大事なのは、トラブルが起こった際、どうすべきかを考え柔軟にルールを変更することです。

もちろん医療者である以上、いかなるミスも減らしていかなければなりません。しかし、そのミスが起こったとき、犯人探しをするのはナンセンスです。むしろミスは起こるものと捉え、システムを改善していく機会にする、そのほうが建設的に問題を解決できます。

責任感の強い院長先生であれば、このようなミスが起こった場合、対応したスタッフの対応のまずさを責め、「もっと成長してほしいから」という思いで厳しい指導をするかもしれません。しかし、それではミスは繰り返し起こってしまうでしょう。仕組みが変わらない限り、人を変えてもミスは減らないからです。

そうではなく、「どうしたらミスが少ない仕組みになるか」と呼びかける。そうすれば、自然と課題解決思考に変わっていきます。それこそが本当の意味で「ミスを減らす」ことにつながるのです。

女性の特性を活かした職場づくりを

これまで失敗事例ばかりをお伝えしましたが、一方で女性が多い職場には長所も多いものです。そこで、この項からは「女性スタッフの魅力」と「院長がどう接するべきか」についてもお伝えさせてください。

例えば、女性は相手の状況を察することに長けていて、体調や服装などのささいな変化も見逃しません。さらに、患者さんが感じている不安をつかみ取るのも得意なため、相手に寄り添った思いやりのあるアドバイスができるのも大きな強みです。

予防歯科を行う医院にとって、これは大きな魅力です。ドクターが気づかない、もしくはドクターには言いづらい患者さんの訴えに気づき、察知してくれることで、患者さんに喜びを与えることができるからです。

ひいては、自院のリピーターを増やすことにもつながるでしょう。そうした女性の共感力、細やかな対応は医院にとってなくてはならないものですが、その反面、同僚の声のトーンや表情ひとつ、仕草で機嫌の悪さが伝わってしまうことが女性スタッフの特徴でもあります。

例えば、機嫌の悪いスタッフが1人いると、「あ、○○さん、今日機嫌が悪いんだな」と女性は敏感に感じ取り、普段よりも小さくなって仕事をする傾向があります。さらにはその機嫌の悪さは患者さんにも伝わってしまい、院内に空気の悪さが伝播してしまうのです。

受付スタッフの機嫌が悪く、いかにも面倒くさそうに対応していたらどうでしょうか。「この受付さん、何かあったのかな」と思ってくれるはずもありません。「何だよ、すごく感じ悪いな。もう来るのはやめよう」と、来院意思を失わせてしまうのです。

もちろん人間ですので、機嫌の波は誰でもあるものですが、こういったことが頻発してしまうと患者さんは足が遠のき、次第に院内の人間関係もギクシャクしてしまいます。最悪、他のスタッフが離職してしまうことにもつながりかねません。

「たかが機嫌、されど機嫌」でして、ドクターは常にスタッフのコンディションを気にするようにしましょう。そして機嫌の悪そうな人がいたら、声をかけましょう。

自分の機嫌の悪さを表に出したり、八つ当たりをしたりしている人は無自覚にやっているかもしれませんが、そうした態度は周りから見てもハッキリとわかります。

また、機嫌の悪さが体調の悪さからきている場合もあります。その際は、早めの帰宅を促してあげるのも一案だと思います。

「仕事中はとにかく明るく元気に、自分の気分を表に出したり人に八つ当たりをしたりしないようにしましょう」と私は今でも繰り返し伝えています。それくらい、機嫌の悪さには敏感になるべきだと思っています。

注意を受けた場合は飲み込むこと

さまざまな失敗例とともに、スタッフさんへの対応の仕方などをお伝えしてきました。そのどれもが大事なことなのですが、職場を楽しく明るいものにするためにもっとも大事なこと、それは「相手の立場や気持ちを考えて行動すること」だと思っています。

ちょっと思い出してみてください。

皆さんが新人だったとき、先輩や院長先生からいろんなことを教わってきたと思います。そのとき、「ああ、この先輩は自分のことをわかってくれたな」「この先生は強い口調で何でも言ってきて嫌だったな」という記憶があると思います。

時は流れて今、先生方は「注意する側」になりました。だからこそ、「注意される側の気持ち」になって考えてみてほしいのです。そうした気持ちを少し意識するだけで、実はぐんと言い方や行動は変わります。

それでも後輩がなかなか育たない、それに対して不満があるのなら、陰口を言うのではなく直接本人に伝えるか、上司に相談して対策を行うか、のどちらかの対応をするようにしましょう。やってはいけないのは「陰口を言うこと」です。陰口は必ず本人に伝わってしまい、結局、そのことで院内みんなが嫌な気持ちになってしまいます。

一方で私は、「注意する側の気持ち」、すなわち先輩方の気持ちも新人たちに知ってほしいと伝えています。

「先輩たちは、経験則上、いろんなことをあなたたちに教えたいと思っています。そのとき反論したり、注意を聞かなかったりすると、先輩は『もう教えるのはやめよう』という気持ちになってしまいます。それは結果的にあなたたちの機会損失につながります。だから、いったんは先輩の意見を聞き入れる。その耳を持ってください」と、話すのです。

大切なのは、そうした心構えをトラブルが起こる前に伝えておくこと。そうすることで、お互い相手の事情をわかったうえで注意を伝える、聞くという態勢が整うのです。

私は、予防歯科がうまくいかないその大きな原因が、こうしたコミュニケーションにあると考えています。逆に言えば予防歯科を成功させるには、日頃からトラブルの種をつくらないような関係性をつくっておくこと。それがもっとも重要なのです。

こうした関係性をつくろうと思っても、最初のうちはなかなか足並みが揃わないこともあると思います。しかし、院長の役割は「それでも歩みを止めないこと」にあります。心を強く持ち、「必ず予防歯科をやりとげるんだ」と宣言することで、医院はより一体感を持って強い組織になっていくはずです。

第5章

院長不在、歯科衛生士だけで予防歯科を成功させるためには

ここまで繰り返しお伝えしてきたように、予防歯科は歯科衛生士ほか、スタッフなしでは進めていくことができません。いかにスタッフが歯科医院に定着してくれるかが、予防歯科の成功のカギとなります。

定着していただくために必要なのが、「良い組織をつくること」です。良い組織さえ構築できれば、院長がいなくてもスタッフ主導で予防歯科を運営していけることも可能になるのです。

では「良い組織」とはいったいどんなものなのか。本章では、良い組織の定義とともに、どんな組織づくりが必要なのかをお伝えしていきたいと思います。

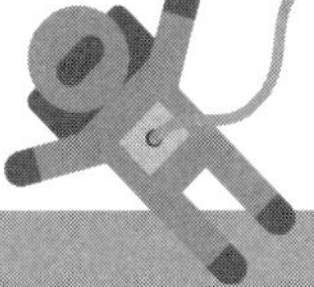

予防歯科成功のために院長がすべきこと

何度もお伝えしてきたように、患者さまが本当に歯科医院に求めているものは、「治療」ではなく「予防」です。

むし歯になりたい人も、歯周病になりたい人も歯並びが悪く顔の印象が悪くなることを望む方もいません。「できれば治療することなく、健康で美しくありたい」と、みんなが思っているはずです。

しかし、それができないがゆえに患者さんは何回も治療に通わざるをえず、その結果、これまで多くの歯科医院が「治療ありきの診療」を進めてきてしまいました。もちろん、治療ありきで進めた結果、治療技術が向上したことは言うまでもありません。

しかし、ご存じのように、むし歯と歯周病、歯列不正は予防でき、本当の意味での治療は減少傾向にあります。その流れは今後も続くでしょう。つまり、今こそ治療中心の歯科医療から、予防中心の歯科医療へと意識を転換するときなのです。

では予防歯科を成功させるために、院長が注力すべきことは何なのでしょうか。

それはズバリ、歯科衛生士を含めたスタッフ中心の組織をつくることです。具体的に言えば、「歯科衛生士さんが活躍できる」環境をつくり上げることです。

私はこれまで数多くの歯科衛生士さんとお仕事させていただきましたが、総じて「患者さまのために働きたい」「ひとつでも多くのことをしてあげたい」という方ばかりです。10代から学校に通い、専門的な知識を身に着けてこられた方であれば、そう思うのはむしろ当然ともいえるでしょう。

また、予防治療におけるクリーニングなどの施術は、むしろ歯科衛生士さんのほうが詳しいといっても過言ではありません。技術もやる気もある歯科衛生士さんたちが活躍できる環境をいかにつくるか。それが、院長の最大の仕事といってもいいでしょう。

もしそれができなければ、残念ながら良いスタッフはどんどん他院へと離れていってしまい、予防歯科そのものが立ち行かなくなる可能性もでてきます。

逆に、時間稼ぎのまったく向上心のない衛生士さんもおりました。その日その時間がただ過ぎるのを耐えるのみの衛生士は、うちにとって良い衛生士ではありません。そういう種類の衛生士さんにはあわせていません。

「うちはスタッフがたくさんいるから」と思っていらっしゃる先生方、あらためて自院の組織を見つめ直してみてください。

業務は回っているけれど、不満を抱えていそうなスタッフはいませんか？
積極的に仕事に参加しないスタッフはいませんか？
院長や医院、スタッフ同士の悪口を耳にしたことはありませんか？

こうしたほんの小さなことでも引っかかることがあれば、そのまま放置せず改善に努めていきましょう。それと並行して活躍できる環境を用意していくことが大切です。

歯科医院経営における「良い組織」とは？

では、予防歯科治療が上手に運営できるようないわゆる「良い組織」とは、具体的にどんな組織なのでしょうか。私は2つのポイントがあると思っています。

① 自分や誰かが困ったときに助けを求められる仲間がいる
② スタッフ一人ひとりが自律している

それぞれについて解説していきましょう。

①の「助けを求められる仲間がいる」とは、すなわち「気軽に何でも任せられる体制が整っている」ことを指します。例えば、「自分はここがやや不得意だから、この人にアドバイスをもらおう」「ここは私のほうが得意だから、誰かが困って

いたらヘルプに回ろう」というように、自分だけではなく仲間の得意・不得意を認め合ってスキルを補完できる体制とも言えます。

こんな組織では、誰かを罵るような悪口や噂話は聞こえてきません。困ったときは必ず誰かが助けてくれて、お互いにリスペクトし合った環境で、向上心を持って働くことができます。

そうなると「自分だけよければいい」と考える人がいなくなり、自分よりも他のメンバーや歯科医院全体の利益を優先して動けるようになります。

例えば、患者さんに対しても、「ドクターはとても丁寧で優しいですから、安心してお任せくださいね」「うちのスタッフはみんなプロフェッショナルなので、何でも相談してくださいね」といった、お互いを立てる言葉も自然と出てくるようになるのです。

②の「自律」とは、「自分で考えて行動できる」ということです。治療中心の

歯科医院においては、歯科衛生士をはじめとしたスタッフは、治療を行う院長や歯科医の「指示を受けて動く」意識になりがちです。

院長や歯科医もまた、「スタッフはアシスタント」といった感覚を持っている人が非常に多いため、なかなかスタッフの自律性は育ちません。

そうなると、自分にスキルが身についているのか確認のタイミングも生まれにくいので、成長もなかなか感じづらくなるのです。

一方、予防歯科において歯科衛生士が主体となると、歯科衛生士自身がよりよい施術を考え、提供しようとする意識が生まれます。その意識が仕事への責任感を高め、本人のやりがいや自信にもつながっていくのです。

自律した歯科衛生士が1人、2人とまた増えていくと「私もそんなふうになればいいんだ」という雰囲気が生まれ、自律した考えを持つ衛生士が次々と生まれていくでしょう。

2つのポイントをお伝えしましたが、大切なのは、誰かが上に立つのではなく、一人ひとりが主役であり、自分だからできる役割を果たせる、そんな環境をつくることです。お互いを認め合い安心できる環境で楽しく働ける、そんな組織こそが「良い組織」だと私は思っています。

このような良い組織から醸し出される空気感は、あたたかで活気に溢れたものになります。こうした空気感は患者さまにとっても居心地が良く、ずっと通いたい場所となり、リピート率も増えていくでしょう。経営にとっても大きなプラスとなるはずです。

リピート率の真の正体は「医院の空気感」

「空気感の良さ」を前項で述べましたが、実は高いリピート率を支える正体こそ、この「医院の空気感」なのです。

そういうと、「技術の高さや正確性じゃないの?」「治療の選択肢の幅じゃないの?」と質問されることがよくあります。もちろん、それらはあって当然のものですが、ここでちょっと考えてみてください。

果たして患者さんは、治療精度の高さを本当にわかっているでしょうか？

おそらく、それはＮＯだと思います。当然ながら患者さんは歯科医療の専門家ではありません。また、治療方針に対してそこまでこだわりを持っている患者さんはそこまで多くありません。

ではどんな理由で医院を選んでいるかというと、実は「居心地の良さ」「雰囲気の良さ」で選んでいるのです。

実際、当院はおかげさまで紹介の患者さんが多いのですが、しばしば「むらせ歯科は、雰囲気がいいから大好きなんです。友達にもすすめておきました！」という声をいただきます。

また、もともと患者さまとして通っていた方が、雰囲気を気に入って歯科衛生士として就職してくださったケースも、一度や二度ではありません。さらに見学にきてくださる他院の先生方にも、「こんな雰囲気の良い歯科医院はなかなかないですよね」と褒めていただくことがとても多いのです。
こうした雰囲気の良さが間違いなく患者さんの来院したい気持ちを高めているのです。

考えてみると、すごく美味しいスイーツを出すカフェでも、一歩入った途端どんよりとした嫌な雰囲気が漂っていたら、次もまた来ようとは思いませんよね。歯科医院もそれと同じです。どんなに腕がよくても、最新機器が揃った歯科医院でも、「何か雰囲気が悪いな」「居心地がよくないな」と感じたら、患者さまはずっと通い続けたいとは思わないのです。

しかし、雰囲気の良さというのは「良くしよう」と思って、小手先ですぐ実現できるものではありません。院長を筆頭に良い組織をつくることから始まり、みんなが楽しく幸せを感じながら働ける環境がなければ、イキイキと楽しく働くことはできないのです。

治療技術を向上させることももちろん大切ですが、院長がやるべきはむしろこの「雰囲気づくり」だと私は思います。時間がかかることだと思いますが、焦らず地道にじっくりと、居心地の良さを積み上げていきましょう。

良い空気感（雰囲気）をつくるために意識的にやっていること

「良い雰囲気をつくる大切さはわかったけれど、具体的にどんなことをしていけばよいの？」という方もいらっしゃると思います。そこで、当院が意識的に行っていることをご紹介します。

●当院の方針や考え方をしっかり伝える

私は、患者さまに対してもスタッフに対しても、「思っていることを正しく伝える」ことを非常に大切にしています。「頭の中でいくら考えていても、言わないと伝わらない」と思っているからです。

特に、どんな物事でも「最初の場面で方向性を伝える」ことに意識を持っています。例えば矯正治療では、治せない部分や治療におけるリスクが生じる場合もあります。その際、治療で生じるリスクやデメリット、メリットについても、しっかりと伝えるのです。

これはスタッフに対しても同様で、「当院はこのような考え方のもと、患者さんと接しています」「このような雰囲気の職場を目指しています」といったことを、見学、面接のときから伝え、入社後、早い段階で伝えています。そうすることで、スタッフたちは当院のカラーを把握し、どんな振る舞いをすればいいか、明確に理解してくれるのです。

●「何でも一緒にやろう!」とみんなで一緒にやる空気感を演出

良い雰囲気をつくるためには、孤立してしまう人をつくらない意識も大切です。例えば新しくスタッフに加わった人などは、職場になじむまで時間がかかるもの。また、ご自身の性質上、自分だけで仕事を抱えて孤立してしまう人もいらっしゃいます。このような人に限って「私ばかりがんばっていて、この大変さを誰もわかってくれない」などと、独りよがりになってしまう場合もあります。

もともとできあがっているコミュニティに飛び込んでいく必要があるのですから、やはりそこになじんでいくためには、相応の葛藤はあります。きっと孤立している本人も、心の中では「なんとかうまくやりたい」と思っているはずです。

では、楽しく明るい雰囲気をつくるにはどうすればいいのでしょうか。

シンプルなことです。院内の掃除や雑用でも何でも、「一緒にやろう！」と新しいスタッフさんや孤立しがちなスタッフを積極的に巻き込むのです。

リーダーや院長が率先して、みんなを一つの輪に巻き込んでいくことができれば、院内全体に温かい空気感が浸透していきます。つまり、いかに巻き込むか、「巻き込み力」の強さが必要です。

2つのことをお伝えしましたが、日々忙しい業務の中で実践するのが大変なこともあるでしょう。そのため、最初のうちは業務が落ち着いている隙間時間を使って話をしたり、雑用を一緒にしたりと無理のない範囲で進めることがおすすめです。

長い付き合いとなるスタッフです。できることからまずは始めていきましょう。

失敗を責めずに、いいところとあわせて伝える

このお話も何度かしていますが、良い雰囲気づくりのためには「スタッフへの伝え方」にもとことん気を配るようにしたいものです。特に伝え方の丁寧さが問われるのが、スタッフが失敗したときです。

では、ここで皆さんに質問です。

ある日の午後、飛び込みで診療してほしい人が何人かいた状態で、急患で診なければならなくなりました。そんなときに限って、ベテランスタッフが印象を何度も採り直すなどの凡ミスを連発。患者さんはどこかイライラした様子で診療を待っています。

さて、そんなとき、皆さんならどんなふうにこのベテランスタッフに指示を伝えますか？

先に失敗例をお伝えしましょう。

昔の私なら、露骨に嫌な顔をして、ズケズケとスタッフに文句を言って雰囲気を悪くしていました。「何回も同じことを言わせないで」「よく状況を見て判断して」などなど、強い口調でその場で注意していました。

しかし、そうやって伝えても、むしろ失敗は続くもの。それもそのはず、みんなの前で注意されたり指摘されたりすると緊張してしまい、むしろパフォーマンスは下がってしまうからです。

それに気づいてからは、私はなるべくマイルドに「先輩しっかり〜」と声がけをしたり、処置の甘さが目につくときは「練習してちょうだいね」とやんわり伝えるようになりました。

それでも注意しなければならないときは、「さっきは間違えちゃってたよね。〇〇に関しては素晴らしい、でも期待しているからこそ伝えるね」というふうに、失敗した部分とできていた部分とを褒めるように心がけるようになりました。

そうするとスタッフも、「自分を否定された」と思うのではなく、「この部分が悪かったのだ」と冷静に行動を見つめることができ、次からの失敗がぐっと減るのです。

また伝えないで溜め込むことは自分自身にとってもイライラを募らせてしまいますし、医院の成長にはつながりません。「伝えることも仕事のうち」と割り切っています。

もちろん、指摘すると、しばらく目を合わせないスタッフや、言い返してくるスタッフはいます。しかし、それらもスタッフの成長途中だと思い、我慢するほかありません。

極端かもしれませんが、私は「何も伝えずにそのスタッフが同僚から嫌われていくのを野放しにするくらいなら、私が嫌われ役を買う」と以前の失敗で誓ったのです。

言いにくいことこそ伝える。賢いスタッフなら気がついて、自身の行動に反映してくれます。気づけないなら残念ですが、それまでです。

さて、皆さんは普段どのように伝えていらっしゃいますか。

スタッフとうまくやっていくためには、相手をストレートに怒るのではなく、その失敗が起きる原因を分析し、次のアクションにつなげる意識づけが大切です。ぜひ皆さんも「褒める」ことと「注意すること」のバランスをとりながら、スタッフと良い関係をつくっていっていただけたらと思います。

そして、そのスタッフのキャリアではありえない仕事ぶりを見たときも放置はしないでください。何も言わないのは無視と同様です。

1人でがんばらせない体制をつくる

かつて私が、すごく目をかけていたあるスタッフがいました。彼女は子育て中ながらフル勤務でがんばってくれるような方で、患者さんからもスタッフからも高い評価をもらっていたのです。しかし、知らず知らずのうちに彼女に負担をかけていたのかもしれません。

あるとき、「先生、辞めさせてください」と言って彼女は静かに辞めていきました。私はとても驚くとともに、ショックを受けました。ちょうど医院の雰囲気も良くなってきた最中で、いい形で予防歯科も回っているときだったからです。

私はあらためて自分の行動や言動に加え、院内の制度を見直しました。そこで、「彼女に大きな業務負担がかかっていた」ことを知ったのです。

それからというもの、私は「誰か1人抜けても、現場が回るような仕組みをつくろう」と決意しました。

業務のマニュアル化や、情報の共有化などをはじめ、さまざまなことを「属人化させない」よう取り組んだのです。また、院内のスタッフに「○○係」という担当をつくり、きちんと実行されているか、複数人でチェックしてもらうようにしました。主な係は次の通りです。

- タイムカード係
- 在庫係
- 有給係
- 矯正係
- インプラント係
- 訪問係
- カリオスタット係
- LINE係
- 実習生教育係
- シフト調整係など

その結果、スタッフ同士にはより強いチームワークの意識が生まれ、誰かひとり欠けても「大丈夫だから用事を優先して」という雰囲気が根付いていきました。

それでなくとも女性には妊娠・出産があったり、介護が必要になったり、子どもが病気になったり、ペットの介護が必要になったりといった変化がつきものです。特定のスタッフに仕事を集中させるのではなく、スタッフ全員に少しずつ業務を負担してもらうことで、休みやすい状況をつくったのです。

男性のように、昇級昇格のために能力を競うのではなく、みんなで楽しく役割を分担して、ちょっとずつがんばれる仕組みをつくる。これはある意味、「女性ならではの生存戦略」なのかもしれません。

おかげさまでこの戦略が功を奏し、現在では「みんながいてくれるから休みが取れる」「だから私もがんばれるときはがんばろう」という意識に変わりました。

なにより、さまざまなバックボーンを持つスタッフがいることがありがたい、と思えるようになったのです。これこそが本当の意味の「多様性のある社会」なのではないでしょうか。

院長先生方は、優秀な人材を見抜くことができる半面、どうしても優秀なスタッフばかりに仕事を任せてしまうところがあります。特に歯科衛生士さんのような真面目で責任感の強い方は、「それに応えよう」と思うあまり、つい無理をしてしまいがちです。それを先回りしてそうさせない仕組みをつくる。それもまた、良い組織づくりには不可欠なのです。

雰囲気づくりには「ひいきをしない」ことも大切な要素

良い雰囲気づくりをしていくと、がんばるスタッフが増え、活気が生まれます。そうなると行き当たるのが、「給料をもっと上げてほしいのですが……」というスタッフが現れることです。

もちろんがんばっている人は評価したいし、昇給もしてあげたい。スタッフとも良好な関係性を保ちたい。それが正直な本音です。

しかしスタッフは他にもいるし、経営状況との兼ね合いもある……。果てさて、どうしたものでしょうか。

実際、私も改革を進める中、これがストレスの一つになっていました。スタッフから「ちょっと話があるんです」と言われるたびに心臓はバクバク。期待に添える回答ができず、スタッフに泣かれてしまって落ち込んだこともありました。

しかし、そうやっていろいろな経験を積んだ結果、「特定の1人を高く評価しない」ことに着地しました。多くの歯科医院は10人程度の小さな組織です。その中で、1人だけ飛び抜けて評価を高くしても、他のメンバーが「よし、私ももっとがんばろう！」という気持ちになるかと考えたとき、「それは難しい」という結論に至ったのです。

他のスタッフから見て、本当に能力が高い人だとわかっていても、「あの人ばかりいい思いをしていてズルい」「私だってがんばっているのに評価されない」と嫉妬が生まれてしまう。

そうなれば、仕事に対するやる気は落ちる一方で、「他の歯科医院なら私をちゃんと評価してくれるかな……」とだんだん心が離れていってしまうでしょう。果ては、うらやましい気持ちがエスカレートして、医院やスタッフの悪口につながってしまうかもしれません。

良い雰囲気を保つには、こうした「嫉妬」や「うらやましさ」というのはご法度です。そこで当院では平等な評価制度を取り入れ、ネガティブな感情が生まれやすい制度はなくしました。シビアな判断に思えるかもしれませんが、良い雰囲気づくりには必要不可欠なのです。

そんなわけで、現在、当院の昇給に関しては、私の所感は一切入れずに「年1回、○○○○円」と機械的に行っています。ただ賞与に関しては、明確な基準は申し上げられないのですが、医院への貢献度も踏まえた形で評価するということを、スタッフ一人ひとりに説明して了承を得ています。

医院の利益があり余っているなら、ちょっとがんばったら昇給できますが、なかなかそうもいきません。２０２４年、うちの法人は歯科医師国保から協会けんぽに変えました。おかげで、スタッフは多くの恩恵を受けられるようになりました。しかし法人の利益は数千万円圧縮されました。

そうやって給料体制をきちんと伝えておくことも、後々にトラブルやスタッフの不満が生まれないようにするために大切なことだと思っています。

なお、仕事量の割合に応じた歩合給にしている院長先生もいらっしゃるかもしれませんが、私はおすすめしません。

結局のところ、能力に差が生まれ属人的な業務が多発し事業の運営がやりにくくなります。またスタッフ自身が患者さまのためというより、自分のためにがんばりすぎてしまう危険性もあります。歩合給の導入はぜひ慎重に見極めていただけたらと思います。

明るい雰囲気にはコミュニケーションがマスト

良い組織にするための方法をご紹介してきましたが、その前提として私が日頃から欠かさずしていることが2つあります。

1つはスタッフとのコミュニケーションです。

例えば、朝職場についたら、フロアにいるスタッフには必ず一言、二言会話を交わします。天気の話、ニュースの話、ペットの話……何でもいいのです。

もちろん人間同士ですから気が合わない人もいますし、まだ入社したてで付き合いが浅く話しづらい場合もあるでしょう。それに、スタッフからしたらドクターと話すこと自体、緊張してストレスを感じる場合もあると思います。それでも私がスタッフに毎日話しかける理由は、自分の存在に慣れてもらうためです。

慣れてもらうには、日ごろからちょっとずつお互いを知っておく必要がありま す。これは、「舌下免疫療法」とも似ています。舌下免疫療法とは、ご存じのように、花粉やダニアレルギーの治療方法として、アレルギーの原因物質をあえて舌の下部から少しずつ取り込んで反応を弱めていくものです。

毎日少しずつでも会ったり話したりしていると、苦手な人でも緊張感のある相手でも、だんだん慣れてくる一面があると思うのです。

これは余談ですが、夫である院長は学生時代の同級生なのですが、出会った当初に私は「この人、絶対仲良くならないだろうな」と苦手意識を持っていました。そんな相手と毎日顔を合わせるうちに結婚までしたのですから、習慣の積み重ねで苦手が克服されることも実際にあるのだと身をもって実感しています（笑）。

そして、もう一つ徹底しているのは「良いところは褒める」ことです。

人間誰だって、褒められると嬉しいもの。自分の努力や技術を見ていてくれると思えば安心して働けますし、「またがんばろう」という思いも湧いてきます。

よく使うのは、「さすが！」「知らなかった！」「すごい！」「センスいいね」「そうなんだ！」「最高！」「素敵！」「尊敬する」といった、「さしすせそ」の褒め言葉。恋愛テクニックとしても知られていますが、ポジティブで相手を嬉しくさせる言葉は、職場でも効果抜群ですよ。

また、スタッフに対して何か注意やお願いをした場合のリアクションも欠かしません。改善が見られれば、すぐに褒めたり、感謝を伝えたりします。スタッフも、言いっぱなしにされるより、そうやってきちんと変化に気づいてもらうことで大切にされていると感じると思いますし、また期待に応えようとがんばってくれている気がします。

コミュニケーションに関連する質問で他の院長先生からよく聞かれるのが、「明るい雰囲気をつくるために、スタッフでキャンプに行くなど、イベントを開催したほうがいいですか？」ということです。

これに対して私は、「無理してまでイベント開催はしなくてもいい」と思っています。しかし、その一方で、共通の話題はお互いの仲を深めるのにとても役立つのも事実です。職場のイベント開催は大変ですが、やる意義はあるのかなとも感じています。

ただし、最近の若い世代は、職場の行事参加を強要されたくない人が大多数です。そのため、イベント開催の場合は強制参加にするのではなく、「行きたい人が行く」任意参加にするべきでしょう。ちなみに当院の場合は、院長やドクターが「行こう！」と誘うのではなく、有志のスタッフが主軸となって参加者を募るという形をとっています。そのほうが、スタッフも参加や不参加を言いやすいようです。

歯科医院の場合、基本的に人事異動もありません。少しずつ入れ替えはあるものの、同じメンバーでずっと働き続けるわけです。もちろん仕事は真面目にしますが、ベースに「この職場は楽しい！」という気持ちがある人とない人とでは、断然、前者のほうが長続きします。

お互いを知ることで、信頼関係も深まります。意外な一面を知って、「この仕事は、あのスタッフに任せてみよう」といった発見につながることもあります。

ぜひ、皆さんの医院でもできることから、取り入れてみてください。

院長が変わればスタッフは絶対変わる

セミナーで院長先生方に「良い組織をつくりましょう」という話をしてよく聞かれるのが、「スタッフたちは、そんな素直に変わってはくれないですよ」という声です。

しかし、それは根本的に考え方が違うのではないでしょうか。なぜなら、人を変えることは難しい（できない）からです。良い組織づくりも、「スタッフたちを変えよう」と思って取り組むと必ず失敗します。

ではどうすればいいのでしょうか。

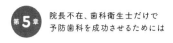

歯科医院の長である院長自らが、真っ先に変わることです。どんな規模の歯科医院であっても、院長の存在は大きな影響力があります。だからこそ、「これをやれ！」という強い命令でスタッフに言うことを聞かせてしまうことも、やろうと思えばできてしまうでしょう。

しかし、それでは前述した予防歯科がうまくいかない「院長の独裁体制」まっしぐら。表面上は変わるかもしれませんが、心から変わろう、変わって幸せだと思うスタッフは少ないでしょう。むしろ、不満を募らせるスタッフのほうが多いかもしれません。

また、仕事と人生は並行して進みます。あまりにも負担の重い仕事は疲れます。〝ちょいゆる〟が私は好きです。

しかしながら中には、「自分から変わる」のが難しい院長もいます。例えば、次のような院長は、根本的に考え方をあらためたほうがよいと感じます。

● トラブルをお金で解決しようとする

例えばスタッフから退職を相談された際、「じゃあ昇給するから考え直してよ」と切り出す院長は、典型的な独裁者タイプです。お金でスタッフを引き止められると思っているのでしょうが、そういう対応をすると必ず院内に話が回ります。最終的に、「こう話したら給料を上げてくれるよ」といった展開にもなりかねず、結局、自分の首を絞めることにつながります。

採用の際も同じです。人により条件を変えることはスタッフの仲を悪くします。

●すべての業務や学びを業務時間にさせてあげようとする

もちろん、すべての業務や学びを業務時間内でやらせてあげることができたら素晴らしいと思います。しかし、どうしてもそれぞれの能力に差があります。

例えば10分あれば業務が終わる人、3日たっても終わらない人、30分の学びでテストで100点がとれる人、10点しかとれない人、1回言えば100理解する人、100回教えてもできない人、何年たっても貸した本を読み終わらず、返しもしない人など、それぞれの能力に差がありすぎて、現実的なプランではないと思っています。

大切なのは、自分の能力のなさに自覚がなく、「すべての業務を業務時間内としてカウントしてください」と指摘してくる学生気分の抜けきらない社会人を採用しないことです。厳しいかもしれませんが、それが「働く」ということだと私は認識しています。

●スタッフを交換可能な駒としてしか見ていない

前項の院長の心情を代弁すると、「この人が辞めてもまた募集すればいいや」などと思っているのです。だから、お金で解決しようといった短絡的な対応をしてしまう。

しかし、募集を出したら応募がくるという時代はとっくに終わっています。今いてくれるスタッフを大事にできない院長は、スタッフそのものを失ってしまうかもしれません。

●人の意見を聞き入れない

時代とともに歯科業界も患者さまも、そして働く人たちの価値観も刻々と変わっています。予防歯科という新しい分野は、まさに変化の一つと言えるでしょう。その中で、いつまでも自分の行ってきたことに執着して、新しいことを柔軟に取り入れようとしない。スタッフや周りの人のアドバイスなどを素直に聞けない人は、残念ながら没落していってしまうと感じています。

このような院長に限って、「スタッフたちが自分の悪口を言っている」「スタッフがずっと定着しない」などと悩んでいる場合が多いもの。それではいつまでたっても皆さんが望む予防治療はできないでしょう。

少し厳しい口調になってしまいましたが、実は私自身、今挙げたような思いがなかったわけではありません。それを見透かされたのか、かつてはスタッフが立て続けに離職してしまったり、悪口を言われたりした経験があるからです。

当時はとてもショックでしたが、思い返してみれば、やはり自分に原因がありました。忙しさを理由にスタッフからの意見や要望に十分に耳を傾けてあげられず、スタッフとのコミュニケーションやスタッフに対する愛情も不足していました。これではスタッフの不満が生まれて当然です。

「これではスタッフも、自分も不幸になってしまう」そう思った私は自分の非を認め、自分が変わらなければと意識をあらためました。

当然、すぐに対応を変えるのが難しい部分もありましたが、その場合にも「すぐに全部変えることは無理ですが、できるところから必ず変えていきます」と宣言しました。

ありがたかったのは、スタッフたちが私の変化を待ってくれたことです。少しずつでしたが自分改革を進めることによって、院内の雰囲気も良い方向に変わっていきました。

変わっていくトップの背中を見せることで、スタッフたちも「自分たちも変わろう」という意識が芽生え、必ずスタッフたちも変わっていきます。周りの人やスタッフを信頼し、自分の中に新しい風を吹き込んでいくことをぜひ、ご自身に課していただけたら幸いです。

採用に注力する

前項といきなり矛盾することを言うようで恐縮なのですが、院長自身が変わり、良い組織や良い雰囲気をつくるために尽力しても、すべてのスタッフにその方法がフィットするわけではありません。スタッフも一人ひとり違う人間ですから、中にはどうしても医院の方針や考え方が響かない人もいます。

例えば、「院長がこう言ったから、こんなことになったんだ」「私が成長できないのは歯科医院のせいだ」といった他責思考の人は、そもそも「自ら動こう」とは思わないでしょうし、「幸せは自分の力でなるもの」という考えにもピンとこないものです。

そうしたスタッフは、変化することにやたら反発したり、陰で医院に対する不満などネガティブなことを吹聴したりして、周りのスタッフも同調せよと仕掛けてくるものです。

ですが、一つ言えるのは、そうした方は往々にして長くは勤められないということです。基本的に他責思考の人は、自分にとって嫌なことや気に入らないことがあると、「他院ならもっといい待遇にしてくれるかも」とすぐ別の職場へと移ってしまうからです。

しかもやっかいなことに、このような人は去るときもただでは去りません。自分と意見が合わない人に対して、とことん不満や言いがかりをつけて、最後まで医院を引っ掻き回してしまうのです。

当然、院内の雰囲気は悪くなり、最悪の場合、良いスタッフまで引きずられて辞めてしまうことも正直なところあります。渦中は大変ですが、一連の騒動が落ち着けば台風一過のごとく平和が訪れ、良いスタッフだけが残り、団結力がより高まるといった側面もあります。

しかし、可能ならこのような思いをせず、本来業務に力を発揮したいですよね。

そこで大切になるのは、採用です。

予防歯科を伸ばしていきたいのであれば、良いスタッフの定着は欠かせません。前述したような「3年で去ってしまうスタッフ」は、できるだけ採用で見極めたいものです。

当院がこれまでの採用活動で得た、ここだけは絶対に譲れないというポイントをご紹介します。それは、「どんなに人手不足でも入職基準を安易に下げない」ことに尽きます。

当院であれば、自らみんなのために働ける「One for all精神」を持っていなければ、どんなに優秀でも不採用としています。また、他責思考の人、組織の一員として規則やルールに沿って働けない人は、どんなに素晴らしい経歴や技術を持っていたとしても採用することはないと決めています。

一方で、どんなに人手不足であっても、高い給料や有給休暇の日数といった好条件だけを売りにして求人を出すこともありません。そうした条件だけを見て就職してくる人は、給料や休暇が働く目的になってしまうことが多く、さらに入社後も何か言えば待遇を変えてもらえる、といった思考になるからです。

本当に人が足りなくて大変なときは「いっそ、誰でもいいからとりあえず来てほしい」と採用の窓口を広げたくなるもの。しかし、その窓口はトラブルを引き寄せてしまうリスクを多分に含んでいます。

人材採用に悩む歯科医院は多いと思いますが、よりよい未来をつくるためにも、妥協のない採用活動を意識していただけたらと思います。そこで次章では、よりよい採用の進め方について、詳しくお話ししていきます。

第6章

理想のスタッフを採用する

良い組織ができあがってくると、スタッフの定着率も向上していきますが、ここで気を緩めてはいけません。定着率を維持したままでスタッフを採用することで、初めて「医院の理想となる環境づくり」が完成するからです。

最終章となる本章では、良いスタッフに定着してもらう職場環境を実現するための採用方法をお話ししていきたいと思います。

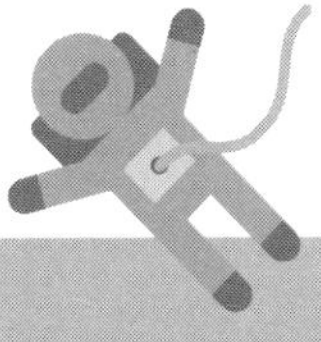

採用↓定着しない↓採用募集ではなく、職場環境づくり↓定着理想的な採用へ

「なぜ最終章に採用のお話を？」と不思議に思うかもしれません。しかし、理想的な職場を実現するには、採用の段階からクオリティコントロールをすることが非常に重要なのです。

かつて私も「採用↓定着しない↓採用募集」を繰り返していました。しかし、あるとき「採用よりもまず良い職場環境をつくることが先で、その後採用するのが正しい順番なのだ」と気づいたのです。

職場環境を整えれば、スタッフのモチベーションが向上し、離職率も低下します。なにより、職場環境を整えたうえで来てくれたスタッフは、ビジョンもコンセプトも理解したうえで働いてくれるので、より院内の雰囲気になじむのも早く、即戦力になってくれるのです。まさに一石二鳥なのです。

しかし、開院当初であれば職場環境がまだ定まっていないことが多いため、職場環境の充実化よりも人員を確保することに重きを置かなくてはならなくなります。その場合は、採用活動をしながら、良い組織にするための活動を並行して行う必要があります。

なかなか大変なことかもしれませんが、職場の環境が整ううちは、トライ&エラーもあると考えておきましょう。いくらいい人材だと思っていても、院内の雰囲気やコンセプトに合わない人は抜けていくこともあります。

辞めることになれば少なからずショックを受けますが、実はそのときが本当の意味でのチャンス。理念に合った人材を採用すればよいのです。実際、私も紆余曲折はありましたが、組織を良いものにすることをひたすら考え、ここまで仕組みを整えてきました。

では、良いスタッフを採用するにはどのようなことに気をつけたらいいのでしょうか。そのひとつが、「スタッフの面接をスタッフに担当してもらう」ことです。

その一番のメリットは、採用側が「自分が選んだ」という責任感を持って新人を育ててくれることにあります。

応募者側にもメリットがあります。院長や役職者と面談してしまうと、なかなか聞きたいことも聞けないでしょう。その点、スタッフであれば関係性が近いのでより院内の現状についても信用してもらいやすいですし、応募者本人も等身大の自分を出しやすいでしょう。

また、院長先生が面談に出ていってしまうと、仮に近所の人や患者さんを不採用にせざるを得ないとき、今後の関係性を悪化させてしまう危険性もあります。そういった面からも、基本的にスタッフの採用はスタッフに任せるほうが安心です。

採用の前に基本的な雇用環境を整える

さて、スタッフを採用するにあたってぜひ見直していただきたいのが、雇用環境です。理想的なスタッフを迎えるためには、特に賃金・勤務時間・規則についてしっかり定めることが大切です。では、一つずつ見ていくことにしましょう。

●賃金

まずは賃金についてです。基本給は数年先まで明確にすること。また交通費や賞与についても詳細に伝えます。昇給は特定のスタッフだけではなく、全員が平等にそのチャンスを与えることとしました。

なお当院の場合、昇給は毎年4月に行うこととし、スタッフは一律5000円と設定しています。

また、基本賞与額に加えて、貢献度によって賞与が増え、逆に欠勤や遅刻の多さによって基本賞与額が減少することも伝えており、手当については一切つけないようにしています。

●勤務時間

次に勤務時間についてです。勤務時間を早番・遅番制にしている医院さまも多いと思いますが、この形式をとると、数時間単位の人手不足が発生するリスクが高くなります。その数時間を埋めるため別の人を雇ったり、逆に人が余ったりすることも考えられます。

そこで、診療時間と片付けを入れた8時間労働で設定するのが望ましいです。ただし、子育て中のスタッフの勤務時間はこの限りではありませんが、時短は減給にて対応します。なお、有休については100%消化を義務づけています。

ちなみに有休申請の締め切りは、患者さんからのアポが3か月前に入るので、それに合わせて3か月前に申告するよう設定しています。

●規則

最後に規則についてです。当院でも就業規則や36協定、仕事上のルールを定めています。なお、医院規則では、次のような項目を設けています。

- 職員同士の会話で目上の者等の名前を引用するなどし、相手に対して威圧的な言動をしてはならない
- 慶事休暇は公平性のため初婚のみ
- セミナーは自由参加のものには賃金を払わない
- 急な病気や用事は有休適用となる
- 妊娠中に体調が悪い場合は早退する
- 有休申請が集中する場合はスタッフ同士話し合いをし、医院のチェアの稼働率は絶対に落とさないこと
- 朝の挨拶や朝のルールではミーティングに間に合うように余裕を持って出勤する
- 渋滞などで遅れそうなときは急いで来なくてもいい
- 遅れそうな場合は全体グループラインに「遅れます」と報告する
- チェアを壊さないこと

●昼あけのルールとしてタイムカードを切っても基本的に3時からしかカウントしない
●帰りのミーティングが終わったらすぐにタイムカードを切ること
●悪口と勘違いされる言動や無視はしない
●ありがとうの気持ちを持って仕事をする
●仕事のことで注意されたら、1回は聞く
●訪問の車運転をするときなど法定速度を守る、違反した際は自己負担とする
●診療を第1優先とし、スタッフルームで仕事をする場合、その旨を伝え「必要なときは声をかけてください」と言う
●具合が悪くて仕事中に休んだり早退したりする場合タイムカードを切る。早退の場合は減給となる
●髪の毛のヘアアクセサリーは黒に統一し、髪の毛が長い場合は丸めてまとめる
●SNSに仕事の悪口や悪口と勘違いされるような内容の投稿はやめる

これらは就業規則の一部ですが、しっかりと記載しておくことによって、無用なトラブルや行き違いを減らすことにもつながっています。

もちろん、このように規則を決めていても問題が起きるときもあります。その際はすぐに社会保険労務士と弁護士に相談するようにしています。

自身でも税金・労務・経営の勉強は欠かすことはありません。知識を積み重ねることによって、「自分がどんなスタッフを求めているか」がより明確にわかることもあるからです。採用をしていくうえで、ぜひ院長先生ご自身も、労務関係の知識を増やしていただければと思います。

他院や他者の悪口を言う応募者は採用しない

当院では、毎朝ミーティングを行っています。ミーティングの司会者は毎日交代制をとっており、テンション高めで行うことをモットーとしています。その中で、いつも次の6つの千友会ルールを読み上げています。

- 仕事中はとにかく明るく元気に
- 自分の仕事の範囲や限界を定めず何でもやる
- 悪口と勘違いされる言動はしない
- 常に変化を恐れず向上心を持つこと
- がんばっている人やがんばろうと思っている人の出鼻をくじかず応援しよう
- 楽しく通える歯医者にしよう

どれも大切なことなのですが、採用する際において特に意識しているのが「悪口を言わない」かどうかです。

転職の原因のほとんどが、人間関係のトラブルです。女性ばかりの歯科業界、相性が合う・合わないことでの小競り合いはあるでしょう。

しかし、採用の面談の場において「前職でこういう方がいて、この方のせいで離職した」とか、「前の院長先生はこんなに最悪だった」というようなことを言う方はまず採用しません。

なぜなら、職場の悪口を言う人は、物事すべてにおいてネガティブ思考を持っているからです。ましてや、面談の場で「他者を落として自分を上げる」ようでは、おそらく当院の雰囲気にはなじめないでしょう。

自責思考にならなければ、また「院長が悪い」「他のスタッフが悪い」ということを言うばかりで、同じことを繰り返す可能性もあります。

どんな仕事でも何の疑問も持たないくらい楽しい！と思える仕事はありません。特に歯科医院のように人相手の仕事であれば、ストレスが溜まることもあると思います。

しかし、そういった状況であっても楽しくやりがいを持つ方たちと私たちは一緒に仕事をしたいと思っています。

また、悪口というのは一種の麻薬のようなもので、言えば言うほどスカッとして、どんどん人に振りまきたくなる特性を持っています。

そのような人がひとたび入れば、今一生懸命勤務してくださっているスタッフたちに悪影響が出るとも限りません。どんなにベテランで、どんなに優秀でも、「悪口を言う」場合は、私は採用を見送ってもいいのではないかと考えています。

医院における絶対的な採用条件を持つ

前項で、「悪口を言うスタッフは採用しない」という当院の方針をお伝えしましたが、ぜひ皆さんの医院においても絶対的な採用条件を決めておいてほしいと思います。

ちなみに、当院の絶対的な採用条件は全職種に共通し、次のように定めています。

- 本人に正社員として長く働く意思があること
- 医院の雰囲気や方針に同意できること
- 共感力や強調性を持ち合わせていること
- 学ぶ気があること

医院の雰囲気や方針については、例えば当院は担当衛生士制をとっておりません。そのため、「担当制がいい」と考える方であれば難しいと感じます。

また、学ぶ気があるか、これも非常に重要視しています。同じ症状であっても、患者さんによって適切な治療はそれぞれ異なるもの。たとえドクターでなかったとしても、「患者さまのためになる施術はどんなものがあるか」「どんな接遇なら心地がよいか」ということはいくらでも考えられるはずです。

そのため、「私は勉強し続ける意欲はありますが、そこに賃金が発生しないなら勉強はしません」という考えであれば、成長ののびしろが見当たらないので、当院の方針には沿わないと考えます。

逆に言えば、これら以外の事柄については、スタッフの意見を取り入れるなど柔軟な考えを取り入れています。

例えば最近、衛生士たちが大人になっても学生のように「髪を染めちゃいけないのかな」「明るめのカラーにしたいな」と話しているのを聞いて、ふと「頭髪のカラーまで規則で決めているのは変かもしれないな」と感じるようになりました。

40代以上になればおしゃれ染めではなく、白髪染めをする場合もあるでしょう。私自身も白髪染めをするとき、明るめのカラーにしようと選択するはず。それなのに「若い子にカラーがダメと禁止するのは不公平かも」と思うようになったのです。

もちろん、「黒髪にしましょう」と決めることはできますが、そうすれば医療人である以上、生涯カラーを諦めることになります。それは「女性としての生き方を制限してしまうことにつながってしまうのでは?」とも感じたのです。

そこで当院では、頭髪に関しては上品に見えるカラーならOKとしました。さらに、ネイルに関してもスタッフと話し合いをした結果、「最近のネイルは丈夫だし、手袋もする。患者さまにご迷惑をかけることは少ない」と意見がまとまり、ある程度の基準までのネイルも可能にしたのです。私が若いときでは考えられないことですし、もしかしたら、本書を読んでくださっている方の中には、「医療従事者なのに……」と眉をひそめる人もいるかもしれません。

しかし、スタッフに要望する部分があるのなら、こちらが譲歩する部分もあっていいと私は思うのです。何より、スタッフに長く働いてもらうために「働きやすい環境を整える」ことこそが大切なこと。絶対的な採用条件を決めると同時に、「譲ってもいいこと」もあると意識しましょう。

スタッフにとって「ここで勤務したい」という動機につながる事柄ならば、前向きに検討してもいいのではないでしょうか。なぜなら、仕事は人生の伴走者であり、邪魔者ではないからです。

本心と異なることを言わない

これまで歯科衛生士や歯科助手などのスタッフ採用について話してきましたが、

ここでドクターの採用についてもお話ししておきたいと思います。

まず、ドクターの採用はスタッフの採用よりはるかに難しいと思っておきましょう。そのため、「これが正解」と呼べる方法はありません。

ご縁やタイミング、給与や待遇といったさまざまな条件が合致したときにはじめて「勤務します」ということになりますし、どんなに募集を出しても決まるときは決まりますし、決まらないときは決まりません。


答えがない一方で、私がドクターを採用するにあたって絶対に行わないことがあります。それは、「本心と異なることを言わない」ということです。


例えば、思ってもいないのに「開業支援をする」とか「開業の仕方を教える」ということは言わないようにしています。

「可能な限り当院の組織に属し、貢献してほしい。それが叶わないなら当院の就業は難しいです」とはっきり伝えています。

実際、「2年後に開業しようと思っていろいろな歯医者を経験したい」というドクターからも応募がきますが、「当院はそういう人を求めておりませんので、他院のほうが適切だと思います」と正直に伝え、そのまま履歴書をお返ししています。

これは、ドクター以外のスタッフの採用においても同じことが言えます。「長く働ける人を求めていますが、あなたはその意思がありますか？」とはっきり伝えます。

そこで相手が言いよどんだり、他にもやりたいことがあるというような方は基本的にお断りしています。厳しいように感じるかもしれませんが、それはお互いのためでもあると思うのです。

もし、人手がほしいばかりに耳ざわりのいいことを応募者に伝え、それで万が一入職することになれば、「面談のときと違う」「こんなはずじゃなかった」と感じ、離職する意思は一気に高まるでしょう。

採用はお互いの時間もお金もかかっているもの。いっときの嘘や本心でないことを伝えて、応募者の気を引くのは応募者の方にも失礼な行為だと思います。

採用を担当するスタッフにもこのことはよくよく伝えており、面談の際には「当院のいいことも悪いこともオープンに伝えてください」と言ってあります。

例えば、「当院は給料はそこまで高くはないけれど、一人ひとりのスタッフを大切にしている」ということや、「人数に余裕があるので、急な休みも有休も取りやすい」など、ありのままをお伝えしています。

ありのままの現状を伝えるのは、院長先生方にとってはもしかしたら抵抗があるかもしれません。しかし、これから一緒に働くかもしれない仲間に対して、本当のことをお伝えするのは、むしろもっとも重要なことなのではないでしょうか。

医院をよりよく見せたり、いい部分だけを言ったりするのではなく、「うちは残業は〇〇時間程度ある」「最初は慣れるまで少ししんどいかも」ということも伝えるように意識しましょう。それが伝えられるようになれば、おそらく人材と医院とのミスマッチも劇的に減ってくるはずです。

採用を通して、人を見る目を育てよう

人手不足で喉から手が出そうでも、採用の入口は固くしましょう、というお話をさせていただきました。

振り返ってみると当院は「うちのスタッフは本当に選ばれた人しか採用していないんですよ」ということを、事あるごとにお伝えしています。

例えば日ごろから、「採用されるような良いスタッフは、みんなのためにがんばれて、自らみんなのために働ける人。逆に不採用になる人は自分本意で、個人の利益を優先する人です」「みんなと一緒に働けて本当に幸せ。これからも一緒にいたいです」などと言葉に出すようにしています。

こうして口に出すことで、たとえ採用を担当していないスタッフも「そういうスタッフたちが選ばれて、一緒に仕事しているのだ」という意識が植え付けられ

るのです。

その効果が発揮できるのが、実は「職場1日体験」のときです。

一次面接の通過者がこの1日体験に進むのですが、応募者はスタッフと過ごし、一緒に食事もとってもらいます。そこで学ぶ姿勢やどんな会話をするのか、共感力があるのか、笑顔が出るのかなどをスタッフに見てもらうのです。

このとき、既存のスタッフたちは「採用されるような良いスタッフは、みんなのためにがんばれて、自らみんなのために働ける人」だと理解できています。そのため、応募者を見る目も「当院の方針に合うような人かどうか」を自然とジャッジできるのです。

つまりこれは、「全員が採用官となって応募者をジャッジしている」とも言い換えることができます。こうした考えが浸透していると、「あの自己主張ばかりしているような人は不採用だな」とか、「こちらの意図を汲みながら話をする人なので、採用にしてもいいかもしれないな」とそれぞれが判断できるようにもなるのです。

私はこのような体験は、スタッフそれぞれの「人を見る目を養う」貴重な場だと認識しています。採用を通して、人を見る目を養う。それがまた、医院の強いチームワークにもつながり、よりパフォーマンスの高いサービスを提供することにもつながっていくのです。

epilogue

本書では予防歯科を推進していくために、スタッフが活躍する組織づくりや院内の雰囲気を良好に保つコツなどをお伝えしてきました。これからきっと皆さんは、さまざまな改革を進めていかれると思いますが、その中で大事なことを最後にお話ししたいと思います。

自分一人ががんばって売上がよくなったところで、自由な時間がない、医院で孤独…これって幸せ？

予防歯科を軌道に乗せるまでの実に4年間、私は必死に働き続けていたと冒頭でお伝えいたしました。

当時、休みという休みを取らなかったからか、何もしていないときでもまぶたがピクピク痙攣することは日常茶飯事で、体の疲労とともに心もすさんでいったのを覚えています。

自分から優しさや幸せがどんどんなくなっていくのを感じました。唯一救いだったのは、仕事に全集中していたので、患者さんもどんどん増え、利益率は上がっていたことだけ。

もちろんスタッフたちも一生懸命がんばってくれていました。なのに、「スタッフたちに有休やボーナスをあげよう」という気持ちが、全然湧いてこないのです。なんならスタッフたちとも、必要最低限の話しかしたくない。それよりも帰って、一刻も早く眠りたい……。

そんな調子だったので陰では悪口を言われ、日常業務でも笑顔が少なく暗い顔をしていたのでしょう。当然、院内の雰囲気も悪くなるばかりでした。

「これは、私が追い求めていた人生じゃない！」「自分の人生の中でくらい、自分が主役になってもいいんじゃないか」そう気づいた私は、この悪い状況をなんとか改善しようと本を読んだり、いろいろな人の話を聞いたりして、自分がどうなりたいのか探し求めました。そこでたどり着いたのが「愛のシャンパンタワーの法則」だったのです。

皆さんもこの法則はご存じだと思います。シャンパンタワーとは、いくつものグラスがピラミッドのように積み重ねられたもので、頂点のグラスに注がれたシャンパンが下の段、さらに下の段へと流れてグラスを満たしていきます。
「愛のシャンパンタワーの法則」では、グラスの頂点が自分自身、その下段が家族やパートナー、そのまた下の段が友達や同僚、その下が顧客……というように、自分から近しい間柄の人物と見立てます。そして注ぐのはお酒ではなく（笑）、愛情やエネルギーです。

下段の人たちに愛やエネルギーを注ぐには、頂点の自分のグラスを満たさなければなりません。

私はこの法則を知ったとき、ハッとしました。仕事ばかりに注力していた私は、自分にまったく愛を注げていなかったからです。
それどころか、休息も取らずに体や心に鞭を打ち続ける始末。当然頂点のグラスが空っぽなのですから、スタッフたちや患者さまのグラスも空っぽです。改めて私は「スタッフはもちろん、自分にも悪いことをしてしまったな……」と反省し、まずは自分自身がしっかり休みを確保し、心身を休める環境をつくりました。休日は、緊急時を除いて、スタッフにも電話をしないでほしいとお願いし、徹底して休むことに努めたのです。

それらが功を奏し、精神的な安定を確保することができました。法人化する前は、税金の支払い等で収入がどれくらいになるのか毎月不安定な状態でしたが、法人化してからは、固定の給与が確立し、安定感を感じるようになりました。また、診療に関わらない事務仕事も山ほどあるため、多めに休みを確保するようにしたのです。

そうやって少しずつ自分をいたわるような環境に整えていったところ、ようやく「スタッフたちにも優しくしたい」という思いが生まれてきました。

そこからはスタッフたちにも穏やかさが戻り、患者さんにもより優しく対応できるようになりました。本当にグラスからグラスへ愛が注がれるかのように、優しさや愛情が広がっていくのを感じたものです。

現在も「スタッフたちを幸せにしなきゃ」「患者さんたちにも幸せになってもらわなきゃ」と日々一生懸命になっている院長先生は多いと思います。

しかし、それによってご自身がもっとも疲弊してはいませんか？　もし心当たりがあるのなら、どうか自分自身にもしっかりと愛情を注いであげてください。

みんなを幸せにするためには、まずは自分自身が幸せを感じること。そこからすべてが始まっていくのです。

スタッフに「幸せとはなにか」を考えてもらう

現在は「ＶＵＣＡ：Volatility（変動性）・Uncertainty（不確実性）・Complexity（複雑性）・Ambiguity（曖昧性）」の時代とも言われ、スタッフは将来の不安がある中、働いています。

「今はいいけれど、この先どうなってしまうのか心配……」という人も少なくありません。こうした不安がある中では最大のパフォーマンスを発揮することはできないでしょう。

そこで私は定期的に「人として幸せになること」「女性が働くこと」について、スタッフに話す機会を設けております。最近は時間が取れずこのように自分の考えを本にしたり、インスタグラムで発信したりしています。こうした不安を取り除いてあげることも院長の務めだと思っているからです。

「人生について考えるような固い話はちょっと……」と院長先生は思われるかもしれませんが、そもそも医療スタッフは元来真面目な人が多く、こうした話もしっかり聞いてくれることがほとんどです。

実際、うちのスタッフも、こうした話に真剣に耳を傾け、「自分がどんなキャリアを積みたいか」を考えてくれています。では、ここで具体的にスタッフに話している内容をご紹介させてください。

①人として幸せになるということ

社会人になってから、早く一人前になろうと、つい仕事のことや自分自身にスキルアップばかり考えてしまいがちです。しかし、人生は仕事だけではないはず。そこで、「一人の人間として幸せになることはどういうことなのか」「毎日をどう過ごすべきなのか」、ポジティブ心理学をベースに考えてもらっています。

ポジティブ心理学のベースになる考え方が「ウェルビーイング」というものです。

これは1946年にWHOによって提唱されたもので、「健康とは弱っていない状態だけではなくて、心理的、身体的、社会的にバランスがよく満たされた状態」だとしています。

ポジティブ心理学の父と言われるマーティン・セリングマンがウェルビーイングの概念として以下の5つの要素を挙げています。

① ポジティブな感情を持てていること
② 何かへの没頭があること

③ 人との良いつながりがあること
④ 人生の意味や目的があること
⑤ 達成感があること

人はこのような要素を満たすと、幸せを感じます。また、人は幸せを感じると病気になりにくいこともわかっています。まさにいいことづくしなのです。

これらはポジティブ心理学のほんの一部分ですが、こうしたことを学んでいただき、自分が幸せかどうか客観的に分析する機会をもうけているのです。

②女性が働くということ

私は共働きのサラリーマン家庭で育ちましたが、両親は兄と私の2人を私立の歯科大学に通わせてくれました。ただし、それは節約生活の賜物で、母はティッシュペーパー1枚も無駄にしない、もったいない精神の過程で育ちました。

しかし、「教育費だけは必要なときにかけてあげられるように節約しているのよ」

と言われ、子どもながらに節約の理由を理解して育ちました。
子どもの頃から母は、「あなたの教育に力を入れたのは、あなたが将来、1本の大根をどれだけ安く買えるかだけを考えるような女性になってほしくなかったから。誰かの役に立って、社会に貢献できる人になってほしいと思っていたのよ」と言っていました。

あの頃は母の言うことがすべては理解できませんでしたが、自分が母となってから、母の言うことが「そういうことだったんだな」とようやくわかるようになりました。今、私がスタッフに伝えたいのは女性の働き方についてです。

特に子どもを産むと、女性はみな、子ども優先で働くようになります。少し大きくなって保育園に預けるようになると「ママ!」といつまでも泣き叫んでいる子もいるでしょう。
母親にとってはあの瞬間は、身を切られるように感じるものです。しかし、だからといって仕事をセーブしたり、辞めてしまったりするのはもったいないことだと感じます。

子どもとべったり一緒にいるだけが愛情ではありません。それよりも自身のスキルを発揮し対価をいただくことのほうが、将来的に自分の子どものためになります。

もちろん、私も泣き叫ぶ子どもたちを振り切って仕事に来た時期もあり、「ずいぶん寂しい思いをさせたな」と思っていました。

ふとした時に高校3年生になった長男に、そのことを聞いてみたのです。すると、「学費をかけてもらえて、いろんなところに行かせてもらえるようになったのは、あのときからお母さんががんばってくれたからだよ、ありがとう」と予想外の言葉をかけてくれたのです。

仕事をやめることなく走り続け、自分のスキルアップをし続けてきてよかった。胸がいっぱいになったのを覚えています。

そして、社会で奮闘する母を知ってくれていて、困ったときは一番に相談してくれるのを見ると、きっと少しは頼りになるんだと思います。

当院で勤めているスタッフにもまた、カッコいいお母さんでいてほしい。子どもの邪魔にならないように、夢を応援できるような母であってほしいと思い「自分の人生をしっかりと持って過ごしていけるような母親になりましょう。その姿は、必ず子どもには伝わっているから」と伝え続けています。

③将来の不安への解決策

2019年に金融庁が老後2000万円問題を発表して話題になりました。しかし、今や老後に必要な資産は2800万円に変わりました。

金融庁の試算では、平均寿命を男性81歳、女性87歳と想定し、老後に必要な資産2800万円。現在は「人生100年時代」と言われています。長生きすると資金が底をつく可能性もあります。

子どもが小さいからパートではいいというものの、資金不足の状態では、将来子どものお荷物になってしまいます。私はスタッフに、「投資を利用しながら貯金をして、正社員でがんばりましょう」という話をしています。

例えばｉＤｅＣｏ（個人型確定拠出年金）の場合、年収３００万円の人が毎月２万３０００円をかけて35年運用すると、約１４０万円の税額控除を受けることが可能です。運用益が３％で元本１０００万円だとしたら、運用結果によっては１５００万円以上に増えることもあります。

ただ、一定の年齢まで引き出せないことや掛け金の更新が年１回で、下ろすときにも手数料がかかるといったデメリットもあります。しかし、こうした制度を利用するのはメリットが大きいと思っています。

それとあわせて、「正社員で有給休暇もしっかりとあり、何かあれば傷病手当という保険もつき、ボーナスが出る環境で安定収入を得ることも大切だよ」と伝えています。

千友会では基本的に、長期で貢献した人にメリットのある給与体制になっています。毎年昇級で一定額が上がる仕組みをとるほか、保険会社の退職金制度を活用し退職金も出すようにしています。

お金に関する将来の不安を少しでも取り除いたうえで勤務をする。このことも、とても重要だと考えています。

勤務医に伝えたいこと

スタッフだけではなく、私はドクターに対しても必要な話をするようにしています。その代表的な例が「今後、開業しても安泰ではない」ということです。

その原因の一つに日本の人口減が加速し、生産年齢人口が40％を切ったことが挙げられます。

また、昨今ではさまざまな患者さんがいて、いわゆる医院にクレームをつけてくる「モンスターペイシェント」も多く見られるため、こうしたことはストレスになるでしょう。

開業すれば、経営・採用など人材面も見なくてはいけなくなります。このような問題を全部一人で対応していたら、本当にメンタルを壊してしまうでしょう。

その点、予防歯科を中心とした勤務医であれば、多くのメリットがあります。例えば当院では、ドクターチェア2列を3人で診る体制にしているので、ゆとりを持った診療をしていただいています。

また、有休も自由に取っていただいていますし、年2回のボーナスに退職金まで用意しております。働くうえでの待遇をしっかり整えているのです。

また、開業すると孤独に陥りがちですが、勤務医であれば仲間がいるため、安心感は開業医の比ではありません。仮になにかトラブルがあっても、組織として対応するので責任を一人で負う必要もありません。

実際に勤務しているドクターから、「年を取っても安定した給料体制があって、継続して仕事ができることがすごくありがたい」「一生ついていきます」という言葉をいただくこともあります。

以前であれば大学を卒業して少しの間勤務医として働いた後は開業することがスタンダードでした。しかし、今後は違います。「自分がここで働きたい」と思えるような医院を探し、一生勤務医として活躍する道もあるのです。

幸せになる力って何？　つながる力ってどう高めるの？

冒頭で幸せになるマインドについてお伝えしましたが、多くの院長先生は「自力で幸せになるマインド」を持っていることと思います。しかし、幸せの必須条件である「仲間」「自分の大切なスタッフとつながる力」「スタッフを巻き込む力」が足りないと感じられている先生も多いことと思います。

この部分を強化することで、スタッフもドクターもみんなが幸せになれると私は信じています。

では、つながる力はどうやって高めればよいのでしょうか。

何より大事なのは、弱い自分をさらけ出せるかどうか、弱さを見せる選択をすることです。具体的には「これが私の力ではできないから助けて」「本当に悪いけどこの仕事お願いできる?」など、素直にスタッフに言えるかどうかです。

おそらく多くの先生は、そうすることなく「自分でできることだから自分でやる」「人には頼らない」というマインドを持っている方がほとんどだと思います。もちろん、その力によって6年間勉強づけの国試を経験し、開業されているのでしょう。

しかし、それはもう終わりにしませんか。ここからより幸せになるためには、「ありのままの自分でいること」が必要不可欠ですし、実はそれをスタッフたちも求めているはずです。

といっても、臆することはありません。基本的に医療業界で働くスタッフはみんな優しくて人柄がいい方が多いもの。ぜひ、そうした人たちを頼ってみてください。

もちろん最初は、誰でもいいというわけにはいかないと思います。

まずは経験の長いベテランスタッフ、あるいはドクターなどに自分をさらけ出すことから始めてみてはいかがでしょうか。そうすることで「つながってもいい」と思える人がきっと医院に残り、そうではないスタッフは去っていくはずです。

「スタッフとのつながり」を持ったら、あとはスタッフ主導型の組織をつくろう

「スタッフとのつながり」ができたら、次はスタッフ主導型の組織をつくっていきましょう。ここで大事なことは、いったん任せられる仕事は「すべて任せてみること」です。

「ここは心配だから自分でやろう」と思うのではなく、いったんすべてをお願いしてみましょう。そうすることで、仕事を振った相手の「仕事の完成度」を知ることができます。

私の場合、一度、スタッフに日常業務における患者さんの対応をすべてルールにのっとり、自己判断でお願いしてみることにしました。

急患対応をどうするか、○○先生が休みの日に患者さんから聞かれたことにどう答えるか、クレーム電話にどう応対するか……すべて、自分で考えてもらうようにしたのです。

もちろん最初からテキパキと判断できるわけではありません。1個1個質問があるたび、辛抱強く教えます。そうやって「そのことは自分で考えられるよね？」と促してあげるのです。

繰り返しになりますが、大事なのは「最初はすべて任せてみる」ことです。そうすると、任された本人も私も「ここができないんだな」と改めて理解してくれるからです。

これはとても面倒な工程ですが、一方でメリットもあります。

組織が小さいうちは院長自らが教えないといけませんが、組織が大きくなると、先輩が後輩に教えるようになるからです。

ここで大切なのは、「あなたを信じて任せているんだよ」という安心感を持たせたうえで学びの機会を与えることです。

そうした心理的安定性があるうえで業務を行うと、物事を自分事にしてくれて、本当の意味での自立につながっていくからです。

今いるスタッフたちも時間はかかりましたが、一つずつ業務を自分のものとして捉えてくれました。今では私がいなくても自らの意思で考え、動いてくれています。

ひと昔前だったら、こんな光景は考えられなかったでしょう。本当にスタッフには感謝しています。

多くのことをお伝えしてまいりましたが、最後に、私をこれまで支えてくれたドクター、スタッフ、患者さまの皆さま。皆さんが一人でも欠けていたら、私たちの組織は存在しません。心から感謝いたします。

そして、最後までお読みいただいた読者の皆さんにお礼申し上げます。

本書を読んでいただいた皆さんには、ぜひ予防歯科の組織づくりにトライしていただき、スタッフやドクターと良い関係をつくっていただきたいと思っております。皆さんが「幸せで歯科医療を続けることができる」きっかけになれれば、こんなに嬉しいことはありません。お読みいただき、ありがとうございました。

協力：渡部 憲裕（ライフプランニングサークル シャラク）
プロデュース：水野 俊哉

村瀬千明

日本矯正歯科学会認定医。


1979年、千葉県生まれ。

医師や歯科医を相手に保険の仕事をしていた母のすすめと、バブル崩壊後の就職氷河期ということから手に職をつけ、「長く自信をもって働きたい」と歯科医を目指す。

2005年、東京歯科大学卒業。

結婚、出産を経て、2009年、東京歯科大学矯正歯科臨床専修課程に入局。

2011年、夫とともに千葉県市原市に「むらせ歯科医院」を開業する。

2012年、専修課程修了。医療法人社団千友会設立。

2013年、日本矯正歯科学会認定医を取得。

2025年現在、千葉県内にて歯科矯正、予防歯科に特化した4つの歯科医院を運営している。

スタッフ主導で目指す
宇宙一の予防歯科

2025年4月10日　初版第1刷発行

著　　者　村瀬 千明
発 行 者　鋤先 星汰
発　　行　サンライズパブリッシング株式会社
〒150-0043
東京都渋谷区道玄坂1-12-1
渋谷マークシティW22
TEL 03-5843-4341
発 売 社　株式会社飯塚書店
〒112-0002
東京都文京区小石川5丁目16-4
印刷・製本　モリモト印刷株式会社

ISBN 978-4-7522-9015-5　C0047